# 智慧健康

**主　编**　金新政　金　捷　葛　航

**副主编**　沈丽宁　郝　帅　冯晨旭　彭　浩

**编　委**（按姓名笔画排序）

王秀波　冯晨旭　沈丽宁　金　捷　金新政

郝　帅　曹恒魁　彭　浩　葛　航　韩　枫

科学出版社

北　京

## 内 容 简 介

本书基于对智慧健康系统上下游各个环节的梳理,详细地阐释了智慧健康系统组成要素、结构、功能、生命周期、原则、相关标准以及系统安全。此外,本书还详细描述了智慧健康系统的各个子系统,较全面地分析和说明了各个系统的功能。在本书的最后两章,编者结合两个精选案例对智慧健康系统展开描述,便于各位读者加深对理论部分的理解。

本书适合医院管理专业本科生、研究生,以及医院管理人员阅读。

**图书在版编目(CIP)数据**

智慧健康 / 金新政,金捷,葛航主编. —北京:科学出版社,2021.11

ISBN 978-7-03-070132-9

Ⅰ.①智… Ⅱ.①金… ②金… ③葛… Ⅲ.①数字技术—应用—医疗卫生服务 Ⅳ.①R197.1-39

中国版本图书馆CIP数据核字(2021)第211249号

责任编辑:李 植 / 责任校对:郑金红
责任印制:李 彤 / 封面设计:陈 敬

科 学 出 版 社 出版
北京东黄城根北街16号
邮政编码:100717
http://www.sciencep.com

**北京中科印刷有限公司** 印刷
科学出版社发行 各地新华书店经销
*
2021年11月第 一 版 开本:787×1092 1/16
2022年 1 月第二次印刷 印张:14 1/2
字数:200 000

**定价:128.00元**
(如有印装质量问题,我社负责调换)

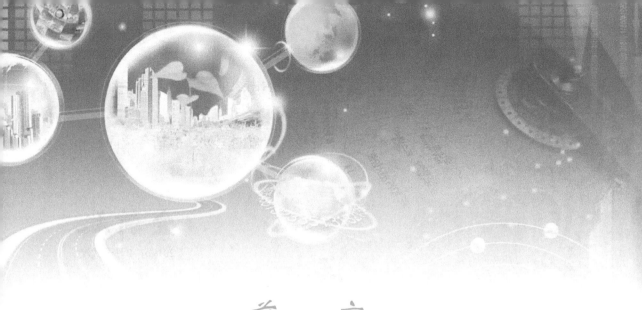

# 前　言

　　智慧健康系统是一个涉及多领域、多学科、多行业，且与信息技术相互融合、相互促进的综合性学科，该系统将病人、医院、家庭作为一个宏观系统纵向布局，保证了系统内部各要素的全面协调可持续发展。智慧健康作为一门独立的学科体系，有其特定的研究对象、特殊的研究方法及独有的研究结论，它对科学进步和社会发展能够起到其他学科所不能替代的作用。

　　为了适应我国城市智慧化发展进程，推动智慧健康系统的发展，编者在同仁们的鼓励与关怀下编著了本书，旨在提炼既适合我国国情又吸收国内外先进知识的理论、原理和方法，以期训练、培养和提高读者智慧健康的科学素养。本书具有先进性、系统性、哲理性、前瞻性等特点。本书分为三篇，共二十二章，结合实际案例，站在哲学的高度，以开阔的视野清晰、系统地阐述了智慧健康的各个方面。本书在准确地阐述智慧健康系统研究的主要内容、产生与发展的前提下，分别对智慧健康系统的各个子系统进行描述，给读者展现了一幅智慧健康学科及产业的画面。

　　本书的编者长期从事信息学的教学和科研工作，具有较强的理论研究功底和实践经验。为了丰富智慧健康理论、指导信息科学实践，编者集成各种理论、整理有效的方法、总结过去的经验，并吸纳目前国内外很多宝贵参考资料中的精华，力求本书具有指导性、综合性、理论性、针对性。在撰写本书的过程中，我们参阅和引用了国内外许多学者的著作（在主要参考文献中列出了这些作者和著作的名称），我们向这些作者表示由衷的感谢。同时，本书的出版得到了科学出版社的大力支持，在此一并表示感谢！

由于编者能力及水平有限，书中难免会有疏漏之处，恳请各位同仁和广大读者给予批评指正。

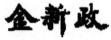

2019 年 4 月于武汉

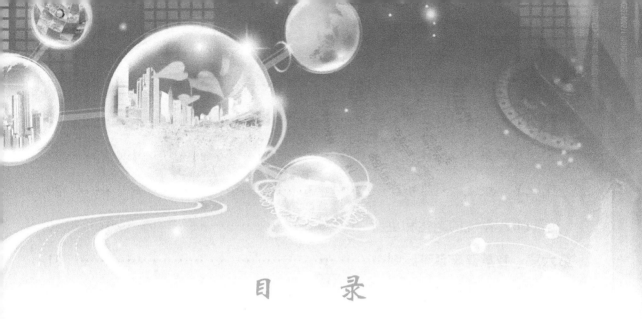

# 目　录

## 第一篇　智慧健康总论

## 第三篇　智慧健康精选案例

# 第一篇
# 智慧健康总论

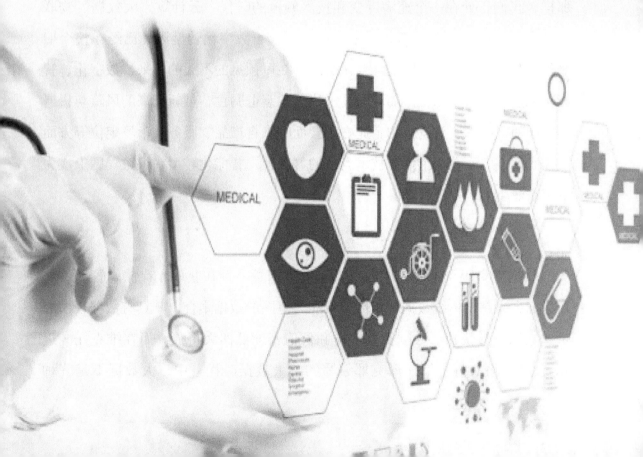

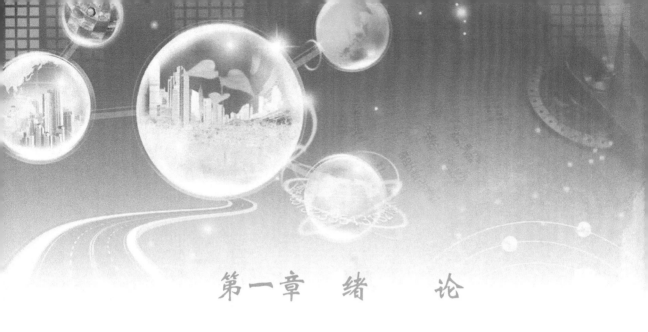

# 第一章 绪 论

## 第一节 智能社会扑面而来

### 一、智能化转型正加速而来

回望人类社会的漫漫历史长河，从农业社会到工业社会，再到信息化社会，未来无疑将朝着智能社会的方向发展。

"这是一个最好的时代，这是一个最坏的时代"，正如狄更斯所描写的那样，我们正处在一个充满巨变和技术颠覆的时代。云计算、大数据、物联网、人工智能（AI）等新兴技术落地并崛起，数字化转型风暴已经在整个旧时代产业中掀起了滔天巨浪。毫无疑问，在可预见的不久的将来，数字化、智能化浪潮会席卷全球，伴随着旧技术快速的衰退凋亡，创新带来的风险与机遇如影相随，技术潮头竞技的企业必定会面临来自产品、服务及市场定位等方面的彻底颠覆。而在这个信息技术竞技的舞台上，智能化转型在很大程度上成为决定企业生死的关键因素。

### 二、大数据与云计算

根据麦肯锡全球研究所的定义，大数据是一种在获取、存储、管理、分析方面大大超出传统数据库软件工具能力范围的数据集合，其具有数据规模海量、数据流转快速、数据类型多样和价值密度低四大特征。而在维克托·迈尔-舍恩伯格及肯尼斯·库克耶编写的《大数据时代》中，大数据不是一种用随机分析法进行推测处理的技术，而是采用大量复杂的数据进行全面分析处理的技术。IBM提出大数据的"5V"特点：volume（大量）、velocity（高速）、variety（多样）、value（低价值密度）、veracity（真实性）。国内研究指出大数据的本质是利用集群计算机同时处理海量数据，其技术关键在于如何高效地将数据分发给独立计算机进行稳定的存储和计算。

云计算具体是指什么呢？根据美国国家标准与技术研究院（NIST）的定义：云计算是一种按使用量付费的模式，这种模式提供可用的、便捷的、按需的网络访问，从而进入可配置的计算资源共享池（资源包括网络、服务器、存储、应用软件、服务），这些资源能够被快速提供，而只需投入很少的管理工作，或与服务供应商进行很少的交互。云计算具有经济性、快捷性及良好的弹性，可以通过API（应用程序接口）自动创建云主机等服务，不需要通过人力完成资源的分配和部署，极大地缓解了资源的损耗。但值得注意的是，云计算所需的大数据并不是存放于某个确定的物理节点，而是分散存放在由云网络中的服务商动态提供的存储空间中，这些空间有可能是现实的，也可能是虚拟的，还可能分布在全球不同的国家与地区。

大数据的处理无法用单台计算机进行处理，必须采用分布式计算架构进行海量数据的挖掘，因此依托于云计算的分布式处理、分布式数据库、云存储和（或）虚拟化技术，可以较好地满足大数据对可靠性、虚拟性、低成本性、通用性、高可扩展性等特性的需求。两种技术都注重对资源的分配调用，云计算可以作为大数据处理的良好平台，而大数据处理可以作为云计算一项十分重要的数据服务，如我国著名的阿里云开放数据处理服务（open data processing service，ODPS）。

三、物联网

1999年，物联网概念由MIT Auto-ID中心的Ashton教授研究射频识别（RFID）时首次提出。其功能实现主要是借助红外感应、RFID、全球定位、激光扫描等信息传感技术，在预先规定的协议之下，所有物品将与互联网连接，完成信息交换和即时通信，并最终实现智能化识别、定位、追踪、监控和管理。美国《技术评论》于2003年向世界宣布、传感网络技术将会是未来改变人们生活的十大技术之首。

自2009年8月温家宝总理提出"感知中国"以来，物联网被正式列为国家五大新兴战略性产业之一，并写入我国的《政府工作报告》，相比美国等国和组织，物联网在中国受到更多的关注。它的覆盖范围与技术发展日新月异，早已经超越了1999年Ashton教授和2005年《ITU互联网报告2005：物联网》所指的范围，物联网的概念虽诞生于国外，却孕育成长在中国的土地上，早已经成为"中国制造"的重要组成部分，被贴上"中国式"的标签。

得益于我国在物联网方面的较早布局，物联网在中国迅速崛起。如今我国已经成为世界第二大经济体，在世界传感领域，我国是标准主导国之一，不仅专利拥有量很高，而且已经成为仅有的几个能够实现物联网完整产业链的国家之一。我国有较为雄厚的经济实力支持物联网的发展，通过计算机，互联网实现物品的自动识别、信息服务的互联与共享。随着我国物品识别和服务功能发生质的飞跃，这些新的功能将进一步给使用者们带来更高的效率、更好的便利性和安全性，由此形成基于这些功能的新兴产业。

信息高速公路的建立、移动互联网的高速发展及固话宽带的普及是物联网海量信息传输交互的基础。依靠网络技术，物联网将对生产要素和供应链进行深度重组，成为信息化带动工业化的现实载体。也有业内专家认为，物联网的发展是以移动技术为代表的普适计算和泛在网络发展的结果，其带动的不仅仅是技术进步，还可通过应用创新进一步带动经济社会形态、创新形态的变革，塑造知识社会的流体特性，推动面向知识社会的下一代创新（创新2.0）形态的形成。

物联网的应用一方面可以提高经济效益，大大节约成本；另一方面也可以为全球经济的复苏提供技术动力。移动及无线技术、物联网的发展使得创新更加关注用户体验，用户体验成为下一代创新的核心。开放创新、共同创新、大众创新、用户创新成为知识社会环境下的创新新特征，技术更加展现其以人为本的一面，以人为本的创新将随着物联网技术的发展成为现实。

### 四、未来人工智能社会畅想

工业革命解放了人类的双手，智能（信息）革命将解放人类的大脑。

当智能化的大潮席卷世界，各个领域、行业、部门的有识之士都已经感到智能化来势汹涌，预见到智能化将要彻底改变人类生活方式的技术核心，同时会带来大量的发展机遇和潜在商机，他们争先恐后地探索智能创新发展背后的思维逻辑，为智能时代的到来积极抢滩占地。

人工智能主要有模式识别、机器学习、数据挖掘和智能算法四个主要分支，主要涉及机器人、语言识别、图像识别、专家系统四大领域。其形态又分为弱人工智能、强人工智能和超人工智能三大智能形态，尽管目前人工智能在推理、认知等技术发展方面仍十分欠缺，离人类设想的最终目标也还有较大距离，但这一技术在图像识别、语音识别、即时翻译等领域已经基本具备人的识别能力，甚至在某些方面远远超越了人类，基于这些能力，人工智能技术已经被应用到了很多场景，如医疗、教育、社会管理、公共安全等。而它的发展趋势将会逐步走向融合，即形成"传统机器学习+深度学习+强化学习+知识推理+智能决策"的模式。

人工智能的软件技术平台就是"下一个操作系统"，技术平台将是世界大玩家间的相互竞争，垂直行业的人工智能应用或服务可能都基于几大平台的云服务提供。芯片架构的改变，进而引起产业格局的改变，旧的产业格局将会被彻底颠覆，云计算、大数据、人工智能三位一体的云服务将成为争夺"未来世界的数字大脑"并最终成为如英伟达、Google、Intel各大信息通信公司争夺的战略发展高地。

未来人工智能社会中，人人都将拥有智能私人助理，对咖啡机说一句"我想喝杯咖啡"，片刻后，根据你的个人饮食偏好及智能健康饮食搭配好的一杯不加糖、加脱脂奶的热腾腾咖啡就会呈现在眼前。届时，无人驾驶汽车的出现将会把司机从驾驶中解放出来，出门"带脸就行"，无论是虹膜识别还是指纹确认，智能的"刷脸"时代将会轻松地助你实现所有需求。不仅仅是人工智能的发展会带来大量的机会，各种创新发展的机会和动力也必将带动整个社会向前发展和进步。研究预测表明，人工智能的产业市场总值将达到近两万亿美元。

诚然，智能技术井喷式发展的同时也必将面临无数的挑战，在创造新市场和重新规划分配价值的同时，从"高效率"到"智慧化"的社会发展过程中人工智能怎样负责？隐私怎样保护？算法默认是否公平？人工智能创作物是否受版权相关法律保护？谁来赋权于机器人？赋予机器人哪些权利？可以想见，将有无数人类社会从未面临过的发展困境，法律规范和人伦道德都可能随之改变和动摇。相比于技术的突破，在这些方面或许有着更加艰难和漫长的道路等待人类摸索和探寻。

当信息技术的发展逐步使信息成本趋近于零时，大数据、云计算、无人驾驶、3D打印、智慧医疗、智慧养老、智慧健康等诸多领域的智能化技术也将趋于成熟，智能社会的轮廓将会越来越清晰地呈现在每个人面前。智能社会绝不仅仅是技术层面的单方面创新，它更是一种群体开放式的思维创新——未来在真正的智能社会中，每个人将可以通过更少的时间实现经济自由，实现真正的、有益于社会的"不劳而获"，其结果必将推动人类社会的进步与发展。健康生活是人类永恒的追求，物联网、云计算、大数据等智能化新技术的不断涌现为智慧健康生活提供了技术基础，但如何建立适合我国国情的智慧健康服务体系、不断提升健康服务水平，仍存在诸多困难，需从国家顶层设计、技术创新、服务模式、提高人民群众积极参与性等多层次、多方面进行积极的探索。

人类追求健康永不过时，智慧健康的需求将大力促进新技术的发展和原有技术的细分与升级，这将造就一个庞大的产业集群。从目前的发展来看，智慧健康需求将在以下几个行业最先得到响应。

（1）家用健康检测、治疗智慧终端暴发式增长。大家熟知的血糖检测仪因解决了刀片和试纸瓶颈后，迅速成为糖尿病患者必备的家用检测仪。技术进步已经促成了心电图仪的微型化和低价化，各种产品将在未来两年内迅速占领家用市场，造福广大心血管患者。

（2）软件业智慧健康市场细分。软件行业是智慧健康产业的重要支柱，所有的智能医用传感器、智能远程终端设备、智能远程健康监测管理平台及智慧医疗管理系统都需要软件的支持，智慧健康产业的庞大需求将为软件产业提供广阔的应用空间。

（3）通信传输网络的智慧健康市场细分。随着智能手持终端、4G/5G通信网和移动互联网的发展，现在可以将以前无法传送的超大流量信息轻松传递给远程终端。各大通信设备制造商、运营商已经纷纷成立了自己的智慧医疗运营部门，开展了各种解决方案的试运营工作。

（4）芯片制造业的智慧健康市场细分。芯片是集成电路的载体，进入"次微米"时代的半导体工业突飞猛进，以0.13微米芯片为基础的电子产品甚至还没传到消费者手里，最新一代的90纳米芯片技术已经如火如荼地展开了。智慧医疗终端的小型化就是在芯片微型化、高效能支持下实现的。

（5）液晶显示屏的智慧健康市场细分。液晶显示技术的零辐射、低功耗，以及液晶屏的轻、薄、短、小等优点，能让使用者享受最佳的视觉效果。智慧检测治疗终端对心电、脉搏、体温、血压、血氧、血糖、血脂、生物电阻抗等多种生理参数的检测都需要液晶显示技术的支持。智慧健康产业的庞大需求将有力促进液晶显示屏向更小、更薄、更轻的方向快速发展。

（6）视频技术的智慧健康市场细分。从口腔吞服一颗小小的智能胶囊，借助消化系统的自然蠕动，隐藏在胶囊里的微型摄像头可以在患者毫无痛苦的情况下将其整个消化系统的全部器官状况呈现给医生。仅这一项技术就可以将现在让受检者痛苦不堪的胃镜、肠镜成为"文物"，而不断创新的视频技术将使远程诊断、远程手术成为常规手段，医疗专家不用再千里迢迢地出诊，坐在家里就可以同时遥控、指挥若干台手术，由此可以做到使宝贵的医疗人才资源效益最大化。

## 第二节　智慧健康的含义

智慧健康是指综合集成运用先进的互联网技术与人工智能设备等各要素，以智能处理健康信息流为目的构建而成的人机一体化系统。

智慧健康系统是多学科、多行业跨界融合的成果，是科技发展和社会文明进步高度融合的成果。其通过创新技术，建立一个健康管理、慢性病预防、老年关爱的生态系统。其通过对健康信息的感知与干预，将健康管理、慢性病预防的方案传递到个人与家庭，通过非药物的方式推动人类健康生活从物理融合向化学融合深入发展，而互联网、大数据等技术是这种融合的黏合剂。智慧健康系统的创新不仅需要技术创新、服务创新及制度创新，更需要创新智慧健康新生态。新生态是指通过大数据、云计算、物联网及智能化等新技术的创新与促进，使健康医疗服务从个人医学治疗技术发展为循证医学；将传统医药医疗技术从基于流行病学的普通诊疗发展为以遗传基因和个性环境为主要特征的精准医疗，健康服务将服务模式从信息化向智慧化发展，形成对健康弱势群体主动干预到全民主动参与的全新健康生活。

智慧健康系统是一个集远程生命体征采集、存储、分析、传输及监护于一体的综合医疗服务系统。该系统将有机地结合先进的体域网构建技术、计算机技术、无线通信技术、海量数据存储和生命体征智能监测分析技术，随时随地地对有需要的人群提供准确、高效、便捷的医疗服务。智慧医疗健康服务平台依托移动互联网、物联网、云计算等技术，全面打造智慧健康、网络医院、智慧社区、区域卫生四大平台板块。通过便携类、可穿戴类监测设备等健康传感器，建立手机端、个人（家庭）自助移动健康信息终端和遍布社区服务中心（站）、乡镇卫生院（村卫生室）、银行、学校、酒店、药店，甚至超市、小卖部等的各级健康小屋和健康小站的健康医疗服务体系，提供健康监测、远程咨询、远程问诊、预约挂号、双向转诊等服务，打通了通往居民健康的"最后100米"，居民可随时随地享受健康医疗服务。

采用"互联网+智慧养老"模式，基于"5G智能"和NB-IoT技术，融合云计算、大数据、移动互联网等最前沿信息技术产品，通过采集和分析人体体征、整合临床数据及室内外环境等数据，实现权威的体检中心、健康管理中心、康复理疗中心、养老服务中心之间的信息互联互通和分析处理。由此可为老年人提供远程护理、远程会诊、安全报警等智能化服务，真正实现数字化、网络化、智能化健康养老。这种模式可减少人员的投入，用技术手段实现智能化看护、养护服务。

当前全国医疗行业的信息化建设正如火如荼地展开，通过信息化建设可为居民提供更加有效、便捷、优质的医疗服务，建立一站式大健康管理全息体系。如图1-1所示的智慧健康系统，要实现全人全程健康服务，必须从院前预防保健、院中治疗和院后康复三个角度构建"以患者为中心"的健康服务体系，这就是智慧健康的实质。

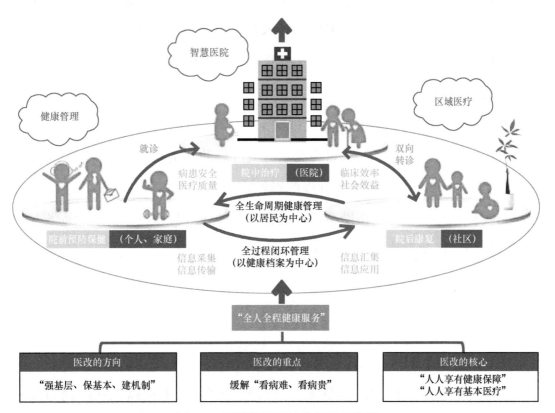

图 1-1 智慧健康系统的闭环示意图

# 第三节　智慧健康的发展历程

20世纪80年代，美国开始开发并推广数字健康信息的传输技术。经过几十年的发展，美国在智慧医疗、移动健康等方面已经颇有成就。2011年，"iHealth"系列产品在美国面世，这些产品基于远程医疗，与个人智能检测终端设备互联，从而能使民众更好地管理个人健康。我国从20世纪80年代开始研究医院数字化，开启了智慧医疗发展进程，旨在利用先进的互联网及信息化技术来改善疾病预防、诊断和研究，并最终让医疗生态圈的各个组成部分受益。

21世纪初，随着信息技术手段的成熟，"智慧地球""智慧城市"和"智慧医疗"概念深入人心，人们对"智慧+健康管理"的模式开始了进一步的探索。国家发布了一系列关于智慧健康的设计方案和实施规划，2013年1月29日，住房和城乡建设部公布了首批90个国家智慧城市的试点名单。2015年，国务院办公厅印发《全国医疗卫生服务体系规划纲要（2015—2020年）》，提出积极应用移动互联网、物联网、云计算、可穿戴设备等新技术，推动惠及全民的健康信息服务和智慧医疗服务。

同时，国内部分医院和企业也进行了智慧健康建设的实践。2010年，全国首个无线健康慢性病监测项目在北京海淀区启动，实现了实时的医患互动。我国也推出了专门针对糖尿病管理的慢性病管理应用软件，如糖护士、博医帮、掌控糖尿病等，旨在帮助用户自我管理糖尿病。智慧健康由理念逐渐变为行动及措施，推动着我国智慧健康系统的建设和发展。

# 第四节　智慧健康系统的性质及特征

智慧健康系统的特征是一般系统所共有的性质，主要包括以下几点。

（1）集合性：智慧健康系统是由两个或两个以上可以相互区别的要素（或子系统）组成的，单个要素不能构成系统，完全相同的要素，数量虽多，也不能构成系统。

（2）相关性：智慧健康系统内的各要素（子系统）相互依存、相互制约、相互作用，从而形成了一个相互关联的整体，各要素（子系统）间的特定"关系"体现了系统的整体性，要素相同而关联关系不同，系统表现的整体特性就不一样。也正是这种"关系"，使系统中各要素的存在依赖于其他要素，往往某个要素发生了变化，其他要素也随之变化，并引起系统变化。

（3）目的性：智慧健康系统是一个复杂的符合系统。所有的人工系统和复合系统都具有明确目的，即系统表现出的某种特定功能。这种目的必须是系统的整体目的，不是构成系统要素或子系统的局部目的。通常情况下，一个系统可能有多重目的性。

（4）层次性：智慧健康系统由许多子系统组成（详见第二篇），子系统可能又分成许多子系统，而这个系统本身又是一个更大系统的组成部分。系统是有层次的，系统的结构与功能都是指相应层次上的结构与功能，而不能代表高层次和低层次上的结构与功能。一般来说，层次越多，其系统越复杂。

（5）环境适应性：智慧健康系统具有随外部环境变化进行相应自我调节，以适应新环境的能力。系统与环境要进行各种形式的交换，受环境的制约与限制，环境的变化会直接影响系统的功能及目的，系统必须在环境变化时，对自身功能做出相应调整，避免影响系统目的的实现。没有环境适应性的系统是没有生命力的。

（6）动态性：首先，智慧健康系统的活动是动态的，系统的一定功能和目的是通过与环境进行物质、能量、信息的交流实现的，因此，物质、能量、信息的有组织运动构成了系统活动的动态循环。其次，智慧健康系统的过程也是动态的，智慧健康系统的生命周期所体现出的系统本身也处在孕育、产生、发展、衰退、灭亡的变化过程中。

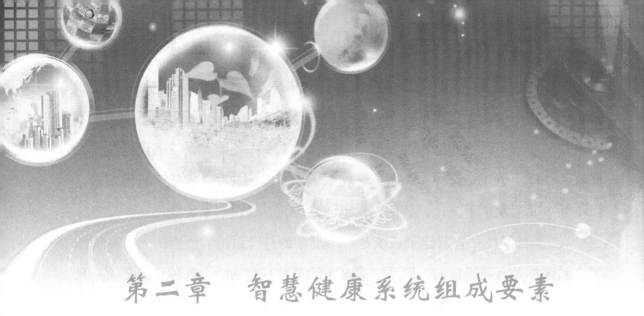

# 第二章　智慧健康系统组成要素

## 第一节　智慧健康系统的基本要素

智慧健康系统的基本组成要素包括人、财、信息资源、法规及技术设施。

### 一、人

智慧健康系统是一个综合的以养老为主题的系统，所以系统角色众多且复杂。智慧健康居家养老模式中主要有以下系统角色：老年人、子女、护理人员、家庭医生、志愿者、社区服务者、平台管理者等。智慧社区养老模式中主要有以下系统角色：老年人、子女、护理人员、家庭医生、社区服务者、社区平台管理者、安防人员、物业管理人员、社区志愿者、运营人员、服务商、关联医院等。智慧健康机构养老模式中主要有以下系统角色：老年人、子女、护理人员、医生、志愿者、服务人员、机构平台管理者、安防人员、物业管理人员、志愿者、运营人员、服务商、关联医院等。

### 二、财

运行智慧健康系统的资金来源，首先是老年人自己的退休金、养老补助等；其次是国家补助及养老政策的倾斜，适用于没有退休金或者退休金不足以支撑智慧健康的老年群体；最后是社会企业的捐赠和帮助。

目前来看，养老是我国一大社会问题，虽然存在未富先老的情况，但是养老产业和智慧健康是一项朝阳产业。其基于互联网、云计算、大数据等前沿领域，所以智慧健康的资金来源不是大问题，重点是建立大多数老年人都能负担得起的智慧健康运行模式。

## 三、信息资源

智慧健康系统需要的信息资源较多情况下是运用智慧化手段完成信息收集（图2-1），如老年人相关信息，包括身份信息、健康信息、医保信息、家庭情况等。对于社区来说，除了要掌握老年人的上述相关信息，还要了解社区志愿者、社区服务人员、护工、管理者的相关信息，同时还要与医院建立沟通和联系，帮助老年人建立一条无障碍的信息传递平台，帮助社区进行养老模式的智能化管理。而对于机构来说，其同样需要掌握老年人的相关信息，也要和医院建立信息沟通，实现机构养老的智能化管理。信息资源的共享和连接还需要国家政策和政府的帮扶，这样才能更高效合理地利用信息资源。

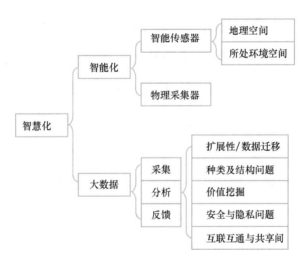

图2-1　智慧健康的智慧化特征

## 四、法规及技术设施

研究表明，我国处于老龄化快速发展阶段，养老法律法规不完善、养老服务尚未形成体系、养老市场供需失衡，亟须建立完善的养老服务体系，以对市场进行规范和制约，推动养老产业各方面稳健发展，进而满足老年人的养老服务需求。用技术的方法提升服务质量，发展智慧健康，为老年人生活融入高科技的元素，这不仅是养老领域的革命，更是经济增长的新动力。基于智慧健康理念，将智能信息技术云计算、物联网、人工智能和互联网应用于养老服务中，围绕老年人生活的方方面面，通过信息科技的优势与力量支持对老年人的生活服务和管理，可实现老年人需求与服务供给的快速对接，形成较为完整的养老服务体系。

# 第二节　实现智慧健康的技术要素

## 一、物联网技术

物联网技术是一种通过RFID、红外感应器、全球定位系统、激光扫描器等信息传感设备，按约定的协议将任何物品与互联网连接，进行信息交换和通信，以实现智能化识别、定位、追踪、监控和管理的网络技术。物联网技术的核心和基础仍然是互联网技术，其是在互联网技术基础上延伸和扩展的一种网络技术，其用户端延伸和扩展到任何物品和物品之间，进行信息交换和通信。物联网技术是一个基于互联网的信息承载体，其将各种信息传感设备，如RFID装置、红外感应器、激光扫描器等与互联网结合起来，让所有能够被独立寻址的普通物理对象之间实现互联互通。物联网与智慧医疗建筑之间实现互动，可用于智慧医疗建筑物内的人员管理、设备管理、物资管理等方面。例如，北京天坛医院将大部分设备集成到的服务平台进行统一管理，通过物联网技术对设备和物品进行精确定位和智能监控。美国马里兰州约翰·霍普金斯医院借助RFID技术和条形码技术进行材料和设备的安装管理。

智慧健康领域物联网技术的主要应用如下所示。

（1）基于医疗传感技术的应用——感知医疗：急性传染病患者基于传感技术的医疗监测、跟踪定位、防脱逃系统；在院患者生命体征医疗监测；传感中医药与中医治未病：中医脉象、苔象、热像智能采集与智能辅助诊断；院区心电遥测；人体芯片与传感；居家养老条件下，基于远程的可持续的医疗监测与照护；慢性病的可持续医疗监测与支持。

（2）基于物联网识别技术的应用——患者管理：患者一卡通（院内、区域）；患者诊疗身份确认；重点患者定位管理（老年患者与患儿管理）；母婴管理与新生儿防盗；急诊患者管理；患者院内自助消费；门诊就诊管理；电子病历数据集成；门诊自助服务；住院门禁管理；各种病床边诊疗与数据采集；RFID电子标签触发相关的网络信息服务。员工管理：员工一卡通；信息系统登录身份确认管理；员工定位（保安、护理等）考勤管理；医院会议签到；员工自助消费；食堂就餐管理等。

（3）基于识别技术和传感技术的应用——物品管理：冷链管理、贵重物品管理、资产管理、消毒物品管理与追溯、药品盘点、法定药物控制、医疗废弃物管理、血液管理、手术纱布清点、被服管理、药品流通管理、院内物流传输管理、医院停车场管理、医院实验室管理、医院图书馆管理。

（4）基于物联网传感技术的应用——环境管理：冷藏药品温湿度检测、源头追溯；医院水、电、气、空调、灯光、内外遮阳的节能传感网；空调风量监测、环境温度监测、光通量监测、电能耗监测、环境湿度监测等，以及基于环境传感监测的自动调节；数字监控与消防联动。

## 二、云计算

云计算（cloud computing）是基于互联网的相关服务的增加、使用和交付模式，通常涉及通过互联网来提供动态易扩展且经常是虚拟化的资源。云是网络、互联网的一种比喻说法。过去在图中常用云来表示电信网，后来也用其来表示互联网和底层基础设施的抽象。具体到应用中，云计算甚至可以达到每秒10万亿次的运算速度，这么强大的计算能力可以模拟核爆炸、预测气候变化和市场发展趋势。用户可以通过台式计算机、笔记本计算机、手机等方式接入数据中心，按自己的需求进行运算。

云计算模式具有集中、共享、自动、优化等特点，可以实现系统管理维护与服务使用的解耦，能通过整合分布式资源，构建应对多种服务要求的计算环境，满足用户的个性化需求，同时可以借助网络访问其相应的服务资源。采用云服务平台可实现多种智慧养老服务的模块化设计与有机的系统集成。

云计算的核心思想是将大量网络计算资源统一管理和调度，构成一个计算资源池，向用户提供服务。提供资源的网络被称为"云"。云是一种服务，云中的资源在使用者看来是可以无限扩展的，并且可以像水、电一样，随时获取，按需使用，灵活付费。狭义的云计算是指IT基础设施的交付和使用模式，指通过网络以按需、易扩展的方式获得所需资源。广义的云计算是指服务的交付和使用模式，指通过网络以按需、易扩展的方式获得所需服务。

基于物联网技术的智慧建筑实时采集由建筑发出的各种信号，这些累积产生的海量数据是复杂多样的，只有经过存储、处理、查询和分析后才能被充分应用，进而提升应用服务的水平和质量，满足用户的各种需求。而如此大的数据量，普通的计算方式根本无法满足。云计算中的"云"由数以亿计的计算机、移动终端组成，具有相当大的规模，能提供前所未有的计算能力、存储能力等，可以快速将智能装置采集来的海量数据资源转变为有用的价值信息，从而提供快捷、高效的服务。同时，云计算的计算模式使计算机或者其他设备可以根据需求共享信息和软硬件资源，这种按需提供的特点使得智慧建筑可以轻装上阵，以更经济的方式实现建筑的"智慧化"。

## 三、大数据

大数据通常形容的是大量的非结构化和半结构化数据，通过采用大数据技术对这些数据进行采集、发现或分析，进而提取其内在的经济价值。健康领域的大数据主要由以下几个方面构成：①生命的整体性和疾病的复杂性，具体包括疾病的遗传和分子机制、基因和环境的交互作用及病因学研究等数据；②医院信息化迅速发展产生的如电子病历、影像、检查检验等数据；③基因检测数据，基因测序成本的降低将大大促进基因测序数据的增长；④医疗物联网建设，将物联网技术引入到健康领域，通过其感知技术和标识技术采集大量的健康数据。

医院可以通过大数据获取决策信息，如医院地理位置的选取、容量控制、服务类型控制等。医院内各类建筑有多少需求，放在哪里合适，都可以参照医院就医流程、人员流动规律来决定。再如，医院单体建筑内部所涉及的尺寸等都可以利用大数据决策，如休息室大小、座椅数量、开窗大小、灯光强弱、吸音降噪、电梯运行等。建筑性能方面，如果有大量的传感器追踪数据，医院建筑外墙的保温、通风、节能这些设计就能够有很好的改善。例如，如果能掌握大量已有建筑的能耗和物理量信息，再做好新建筑的感应控制，就能极大地改善暖通空调的设计。

由此可见，传统的数据库技术完全无法满足健康大数据在存储、运算等方面的需求，传统的数据分析方法也无法挖掘其价值。利用云计算技术将是一个可行的解决途径。根据美国国家标准与技术研究院的定义，云计算是一种模型，它可以随时随地、便捷、随需应变地从可配置计算资源共享池中获取所需的资源（如网络、服务器、存储、应用及服务），资源能够快速供应并释放，使管理资源的工作量与服务提供商的交互减小到最低限度。在智慧健康系统构建中，需要运用云计算技术实现数据的储存、运算、传递，使用大数据的深度挖掘（deep mining）和知识发现（knowledge discovery in database，KDD）等相关方法从数据中挖掘有价值的信息，用以支持医疗决策、提供大规模流行病预警等。

## 四、人工智能

人工智能是研究、开发用于模拟、延伸和扩展人的智能的理论、方法、技术及应用系统的一门新的技术科学。人工智能是计算机科学的一个分支，它企图了解智能的实质，并生产出一种新的能以人类智能相似的方式做出反应的智能机器，该领域的研究对象包括机器人、语言识别、图像识别、自然语言处理和专家系统等。从诞生以来，人工智能的理论和技术日益成熟，应用领域也不断扩大，可以设想，未来人工智能带来的科技产品将会是人类智慧的"容器"。人工智能是对人的意识、思维的信息过程的模拟。人工智能不是人的智能，需要物联网技术、云计算、大数据技术、人工智能技术等关键技术来支撑其运作。

人工智能是多种学科互相渗透的一门综合性学科，包括计算机科学、控制论、信息论、神经生理学、心理学、语言学等，主要研究如何构造智能机器或智能系统，并使其能模拟、延伸、扩展人类智能。实践中，已有许多专家系统、决策支持系统被应用在建筑行业，并取得了很好的经济效益和社会效益。2017年12月，国家卫生和计划生育委员会制定了《医院信息化建设应用技术指引（2017年版）》，其中第148条表明可将人工智能运用于医院智能管理方面，通过智能算法分析，支持医疗资源预测和调度，辅助医院运营管理决策。

智慧健康属于智慧城市社会活动系统，是指将现代信息技术充分应用到医疗健康领域中，促进医疗的信息互联、共享协作、科学诊断及公共卫生预防等，实现患者、医务人员、医疗机构、医疗设备之间的互动，主要包括智慧医院服务、区域医疗服务、家庭组织健康监护服务等。通过有机协调各组成要素（患者/医生、机构/医院、系统/终端），全面建设互联互通的信息平台，实现业务应用、业务协同和信息共享。随着技术的进步和发展，智慧健康将会构建面向患者的健康信息系统。

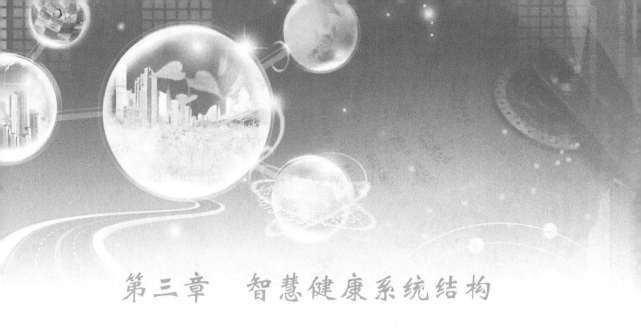

# 第三章　智慧健康系统结构

## 第一节　智慧健康系统架构

智慧健康系统的架构设计秉持开放性、兼容性及可扩展性的原则。在研究物联网及云计算体系架构设计的基础上，结合健康产业的实际业务需求，智慧健康系统的体系架构分为六层，分别为体系层、服务网络层、平台层、系统层、功能层、场景层，见图3-1。

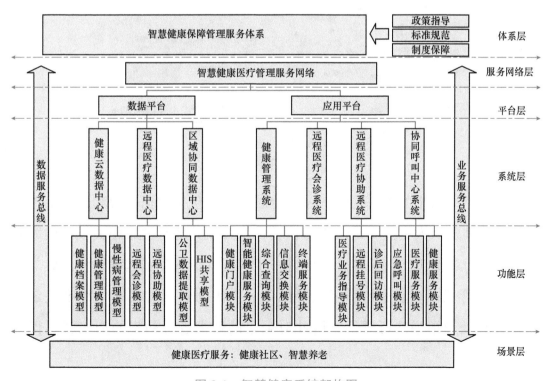

图 3-1　智慧健康系统架构图

体系层即为智慧健康系统中涉及的政策指导、标准规范、制度保障。服务网络层主要针对数据的传输和安全保密。随着移动通信技术的迅速发展，网络传输的方式多种多样，既有有线网络也有无线网络，通过无线局域网、4G/5G移动网络、局域网和互联网等，可实现全方位的网络覆盖，如图3-2所示。

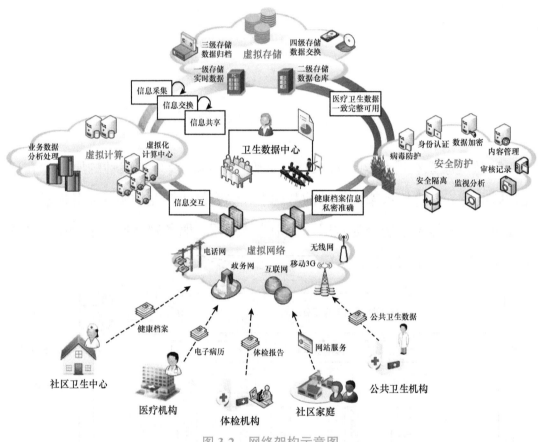

图 3-2　网络架构示意图

服务网络层中的下一层级——平台层中主要包括数据平台和应用平台。系统层中涉及的人员主要是医生、护士、患者及其他与健康相关或有健康需求的人员，各类工作人员的合作可进一步实现健康管理和远程医疗。此外，健康数据管理在该层中扮演了重要的角色，因为数据的标准化程度决定了后续分析处理结果的可靠性，因此对采集的数据进行初步的加工就显得尤为重要。

功能层结合具体的场景层，可实现的功能多种多样，如健康监测、流行病预警、电子病历浏览、远程医疗等。

## 第二节 智慧健康系统业务架构

智慧健康业务由三个系统模块组成，分别为智慧医院系统、智慧健康卫生系统及家庭健康系统。

（1）智慧医院系统：该系统主要实现患者诊疗信息和行政管理信息的收集、存储、处理、提取及数据交换，可提供的服务包括远程探视、远程会诊、自动报警、临床决策系统等。

（2）智慧健康卫生系统：该系统包括区域卫生平台和公共卫生系统两部分。前者主要是收集、处理、传输社区、医院、医疗科研机构、卫生监管部门记录的所有信息，可以提供一般疾病的基本治疗、慢性病的社区护理、大病向上转诊、接收恢复转诊、科研管理等服务。后者主要提供疫情监控等公共卫生服务。

（3）家庭健康系统：该系统是最贴近市民的健康保障，包括针对行动不便无法送往医院进行救治病患的远程医疗，对慢性病及老幼病患的远程照护，对智障、残疾、传染病等特殊人群的健康监测，还包括自动提示用药时间、服用禁忌、剩余药量等的智能服药系统。

从目前智慧医疗的发展模式来看，政府依然是投资的主体，而且侧重点还主要集中在医院的信息化上，而从根本上缓解医疗服务严重短缺的问题，但目前发展模式还与智慧医疗的先进水平存在较大差距。从智慧医院系统的建设进度看，当前医院信息管理系统（HIS）的普及率明显提升，建设的重点已经转向临床管理信息化（CIS）方面，但在短期内，院内信息化以硬件为主的收入结构不会改变，依然是药品、医用消耗品等健康相关的实体物品。智慧健康系统的主要任务：一方面是通过标识技术（如RFID）对健康相关实体进行标识，从而实现计算机化的管理；另一方面是通过传感技术（如可穿戴设备）从感知节点获取人体生物信息。随着三医（医疗、医保、医药）联动、医保异地支付政策的放开，电商和资本进入智慧医疗领域的动力显著加强。

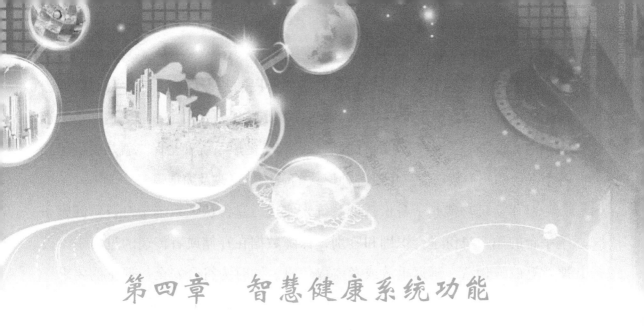

# 第四章 智慧健康系统功能

## 第一节 智慧健康系统功能介绍

智慧健康系统的开发与应用是在信息化、数字化、智能化的环境下实现智慧健康发展的必由之路。研究和关注智慧健康系统的功能对于系统开发者、学者及用户来说具有很高的价值。

智慧健康系统的功能可以分为基础功能和应用功能两部分，其中基础功能可保障整个平台准确、稳定、安全、高效运行，包括配置管理、安全服务、均衡负载等；而应用功能可面向不同用户提供特定的服务，其主要包括居民健康管理（健康档案管理、慢性病管理、健康咨询、健康知识科普等）、智慧养老服务、各级医院之间及其与居民之间移动互联（预约挂号、远程诊疗、健康监护、呼救服务等）、智慧健康数据分析、在线支付功能等。

智慧健康系统主要通过智慧城市基础网络和物联网设备采集居民健康数据；对人群健康总体水平变化、发展趋势予以定量描述和判断分析；根据健康评价指标体系进行群体和个体的单项或综合健康评价。根据评价和监测结果，采取正确、有效的健康干预措施；针对当地人群健康的主要危险因素，自动进行动态监测，查找健康主要威胁因素，预测分析和危险度报警等，从而共同实施健康管理专家库建设，实现智慧健康的具体功能。

智慧健康系统各个平台中承载着诸如居民的基本信息、卫生资源数据、医生信息、诊疗数据等许多重要的敏感、隐私、保密性信息。如果这些信息遭到攻击、破坏，会带来不可预计的后果，智慧健康系统安全保障就是要确保其各个平台的相关数据信息免受各种形式的破坏、篡改及窃取。

身份认证功能基于身份认证系统来实现，身份认证系统是对智慧健康系统平台的用户身份进行识别和鉴别，保障数据在存储或者传递的过程中不被恶意篡改、伪造、延迟重放或者盗取信息。同时为符合安全与保密的要求，居民在账户管理中可进行修改登录密码、支付密码及安全保护邮箱、手机的设置。授权和访问控制功能基于授权和访问控制系统实现，授权与访问控制系统对智慧健康系统平台面临的安全威胁具有分析功能，能及时分析和响应系统可能面临的安全威胁。随着通信网络的不断完善，在此基础上运用移动互联网、并行化处理、机器学习、可穿戴设备技术的种种健康服务应用逐渐成熟。

新一代信息技术的积极利用，创新健康管理及干预方式，实现智慧健康，是社会发展的必然需求。智慧健康是智慧医疗发展的新阶段，其突破了传统医学模式中的时空限制，实现了预防、诊疗、护理及保健等业务管理和行政管理自动化、数字化、智能化的运作，从而建立起一套智慧、惠民、高质、互通、安全、高效及可负担的健康系统，这有利于提升社会的公众健康管理水平，推进健康中国的建设。

智慧健康系统在基础功能的基础上开展广泛的涵盖居民健康管理、智慧养老、健康数据分析、联机业务处理、移动互联、智能楼宇管理、在线支付等功能，并确保不同类别人群的健康得到相应的妥善管理，以及不同级别的医疗系统、各个系统平台之间互联互通等，真正实现"智慧+健康"的管理思路。未来将是一个智能的世界，智慧健康作为其中的一部分，其发展前景是巨大的。

# 第二节 智慧健康系统作用

**1. 智慧健康系统是重要的信息资源** 对健康系统来说，人、物资、能源、资金、信息是五大重要资源。人、物资、能源、资金这些都是可见的有形资源，而信息是一种无形的资源。以前人们比较看重有形的资源，进入信息社会和知识经济时代以后，信息资源就显得日益重要。因为信息资源决定了如何更有效地利用有形资源。信息资源是人类在与自然的斗争中得出的知识结晶，掌握了信息资源，就可以更好地利用有形资源，使有形资源发挥更好的效益。

**2. 智慧健康系统是管理决策的基础** 通过对客观内部情况、客观外部情况、主观外部情况、主观内部情况的了解，才能做出正确的判断和决策，所以决策和信息有着非常密切的联系。过去一些凭经验或者灵感做出的决策经常会造成失误，明确的信息是决策的基础。

**3. 智慧健康系统是实施管理控制的依据** 在管理控制中，以信息来控制整个生产过程、服务过程的运作，依靠信息的反馈来不断修正已有的计划，依靠信息来实施管理控制。有很多事情不能很好地控制，其根源是没有很好地掌握全面的信息。

**4. 智慧健康系统是联系组织内外的纽带** 智慧健康系统与外界的联系、智慧健康系统内部各职能部门之间的联系也是通过信息互相沟通的。各功能部门要相互沟通，使整个系统能够协调地工作。所以，智慧健康系统是组织内外沟通的一个纽带，没有信息就不可能很好地沟通内外的联系，步调一致地协同工作。

健康智慧化一方面放大了医疗资源，尤其是优质医疗资源的供给，另一方面其也是对现有医疗卫生服务体系和就医模式的重构，从而全面助推医改。

智慧健康是面向患者、医生及医院等不同群体的专业服务，是移动手段与医疗深度结合的体现。调研表明，互联网、移动互联网与传统医疗结合，其核心作用表现为对医疗服务流程的有效重塑、对优质医疗资源的合理分配，传统医疗将逐步融入互联网生态体系。随着医疗体制改革的不断深入，以云平台医院为代表的信息技术驱动医疗已成为必然趋势，由于云平台可追溯、可管理，并可全面打通公共卫生、社区医疗、大型医院信息、康复、养老服务等系统，其必将在提高医疗效率、提高诊疗实时性、增加人文关怀、减少医患纠纷方面发挥重要作用。

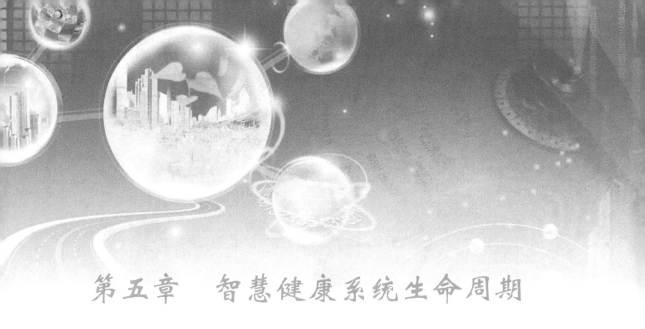

# 第五章　智慧健康系统生命周期

　　智慧健康系统的生命周期就是该系统从产生到衰亡的整个生命历程。系统经过分析、设计和实施，投入使用以后，经过若干年，由于新情况、新问题的出现，人们又提出了新的目标，要求设计更新的系统。这种周而复始、循环不息的过程被称为系统的生命周期。智慧健康系统的生命周期有四个阶段：系统设计规划阶段、系统开发建设阶段、系统运行维护阶段、系统的老化和更新阶段。

## 第一节　系统设计规划

　　系统设计规划阶段是智慧健康系统的起始阶段，以计算机技术为主要手段的智慧健康系统是其所在组织的管理系统的组成部分，它的新建、改建或扩建服从于组织的整体目标和管理决策活动的需要。如图5-1所示，这一阶段的主要任务如下：根据组织的整体目标和发展战略，确定智慧健康系统的发展战略，明确组织总的信息需求，制定智慧健康系统建设总计划，其中包括确定拟建系统的总体目标、功能、大致规模，粗略估计所需资源，并根据需求的轻、重、缓、急及资源和应用环境的约束，把规划的系统建设内容分解成若干开发项目，以分期分批进行系统开发。

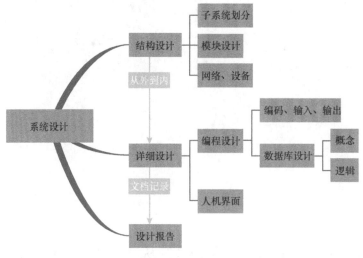

图 5-1　系统设计规划过程

# 第二节　系统开发建设

　　系统开发建设阶段是规划组织阶段的细化、深入和具体体现。在此阶段可进行系统需求分析、考虑系统运行的需求、进行系统体系的设计，以及相关的预算申请和项目准备等管理活动。如图5-2所示，在此阶段，应克服传统的基于具体技术或产品的片面性，要基于系统需求和风险、策略，将信息系统安全保障作为一个整体进行系统体系的设计和建设，以建立信息系统安全保障整体规划和全局视野。

　　这一阶段的主要工作是根据系统设计规划阶段确定的拟建系统总体方案和开发项目的安排，分期分批进行系统开发。这是系统建设中工作任务最为繁重的阶段。每一个项目的开发工作可以分为前、中、后三个阶段，包括系统调查准备和系统开发的过程筹划与项目管理，具体工作包括可用性研究、系统逻辑模型的建立、系统设计、系统实施、系统转换和系统评价等工作。

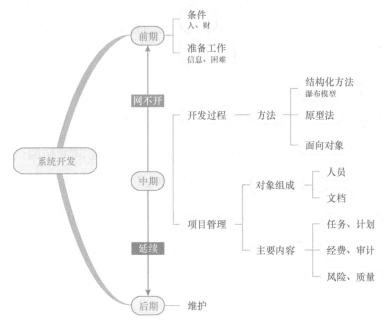

图 5-2 系统开发建设图示

## 第三节 系统运行维护

通过系统规划、分析、设计、实现与测试之后，所期望的系统已经开发完毕，可以进入应用阶段。但在系统运行过程中仍会出现系统调试与测试阶段没有发现的隐藏错误，还可能因为系统功能的扩展与集成进行系统的改动，为此要对系统进行科学的维护与管理，记录系统运行的情况，评价系统的工作质量与经济效益。系统进入运行维护阶段后，对信息系统的管理、运行维护和使用人员的能力等方面进行综合保障是信息系统得以安全正常运行的根本保证。

每个系统开发项目完成后即投入应用，进入正常运行和维护阶段。一般说来，这是系统生命周期中历时最久的阶段，根据各信息系统的实际情况不同，系统运行与维护阶段在整个系统生命周期中所占的比重为60%～80%，也是智慧健康系统实现其功能、获得效益的阶段。科学的组织与管理是系统正常运行、充分发挥效益的必要条件，而及时、完善的系统维护是系统正常运行的基本保证。

系统维护可以分为纠错性维护、适应性维护、完善性维护和预防性维护。纠错性维护是指对系统进行定期和随机的检修，纠正运行阶段暴露的错误，排除故障，消除隐患，更新易损部件，刷新各部分的软件和数据存储，保障系统按预定要求完成各项工作。

适应性维护是指由于管理环境与技术环境的变化，系统中某些部分的工作内容与方式已不能适应变化了的环境，因而影响系统预定功能的实现，故需对这些部分进行适当的调整、修改，以满足管理工作的需要。完善性维护是指用户对系统提出了某些新的信息需求，因而在原有系统的基础上进行适当的修改、扩充，完善系统的功能，以满足用户新的信息需求。预防性维护是对系统可能发生的变化或受到的冲击而采取的维护措施。

## 第四节  系统的老化和更新

一个系统一劳永逸地运行下去是不现实的，因为系统经常会不可避免地遇到系统更新改造、功能扩展，甚至报废重建等情况。同样，当智慧健康系统的发展速度减慢，系统结构松动、错位、紊乱，系统功能减退或消失，其保障不能满足现有要求时，智慧健康系统就进入老化废弃阶段。

现代组织面临的内、外环境不断变化，组织的目标、战略和信息需求也必须与环境的变化相适应。可是智慧健康系统的维护工作只限于通过小范围内的局部调整来适应变化不很显著的情况。当现有系统或系统的某些主要部分已经不能通过维护来适应环境和用户信息需求的变化时，或者用维护的办法在原有系统上进行调整已不经济时，则整个智慧健康系统或某个子系统就要被淘汰，新的系统建设工作或项目开发工作便随之开始，即用新的网络技术和高端智能产品武装起来的新的智慧健康系统进入新的生命周期。

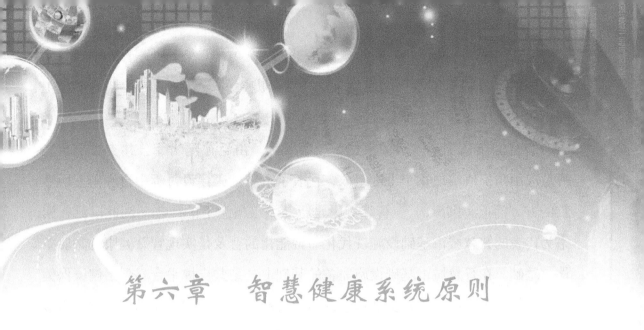

# 第六章　智慧健康系统原则

智慧健康是智慧城市情境下的电子健康技术的交叉概念，是由智能技术、健康技术、网络技术支撑为人类健康提供服务功能的复杂动态系统。基于上述概念，笔者认为评价智慧健康实现与运作情况的核心是测评城市或社区健康智慧程度及新型医疗服务模式是否真正促进健康产出，以实现其应有价值。

然而评价体系的建立是一个复杂的系统工程，其目的是对指标体系选择做出客观正确的判断与选择，智慧健康信息化工程是一项涉及多学科知识的复杂的系统工程、一项需要技术与环境充分协调与融合的工程、一项供需双方认知水平存在巨大差异的工程、一项需要长期投入不断发展的工程。智慧健康信息化建设应遵循整体规划、分步实施的原则。

## 第一节　整体性原则

智慧健康信息化建设应充分考虑医院医疗业务的发展，整个系统必须随着医院的发展而做出相应的扩展，才能向医院提供一个信息化建设的整体规划，满足医院的总体需求。整个系统都应符合以系统集成为中心的数字化医院建设思路，各子系统的软、硬件设计均应考虑到满足总体需求，各模块都是按医学信息标准化（HL7和DICOM3.0）的统一标准进行运作的，这样在进行联系的时候就有"共同语言"，不会因为"语言"不同而无法沟通。任何一个信息系统的建设都不可能一蹴而就，这样一个庞大的、复杂的、长期的系统工程，需要整体规划、分步实施。

智慧健康系统整体架构模型为金字塔状，由泛在网络、公共支撑平台、智慧应用与价值实现 4 个维度组成，代表了智慧健康建设过程中自底向上所涉及的方方面面（图6-1）。智慧健康是智慧城市概念下的产物，因此以泛在网络为代表的智慧城市基础设施现代化与智能化的普及是实现智慧健康的必要条件与基础。在智慧城市基础设施完备的基础上，公共支撑平台起到了健康保健概念下的基础作用，这是实现智慧健康的关键条件，而智慧应用是智慧健康最终实现价值、促进健康产出所提供的具体手段与服务路径。整个智慧健康架构能否良好运行决定了其最终价值的实现，也贯穿了评价指标体系的各个方面。

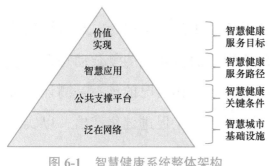

图 6-1 智慧健康系统整体架构

## 第二节 标准化原则

智慧健康系统按照卫生部2002年发布的《医院信息管理系统规范》的要求及国家信息管理的标准；HIS按HL7数据交换标准；其中CIS按ICD-10、SNOMED、结构化电子病历XML设计；PACS（影像储存与传输系统）按DICOM3.0标准；LIS（检验信息系统）按ASTM协议等国际信息交换标准等；选择符合以上要求并通过国家有关权威部门认证和卫生主管部门评审的标准化软件系统。智慧健康系统遵循医院指定的行业标准并制定相应的技术接口，支持以医院信息平台进行应用集成的技术标准，实现较高的标准化要求，以达到统一管理、统一标准、互联互通的要求。

智慧健康系统是一个综合性的信息系统，其功能涉及国家有关部委制定的法律、法规，包括医疗、教育、科研、财务、会计、审计、统计、病案、人事、药品、保险、物资、设备等。因此，智慧健康系统首先必须保证与我国现行的有关法律、法规、规章制度相一致，并能满足各级医疗机构和各级卫生行政部门对信息的要求，须上报的统计报表与现行规定一致。

# 第三节 系统性原则

智慧健康的每一组指标对应着智慧健康系统下的一个子系统，要求指标系统层次明显，自上而下，构成统一的有机整体。作为跨学科领域的交叉概念，智慧健康内容复杂，要求指标能反映其子系统的主要特征与状态，还要能体现系统间的内在联系。可比性原则必须明晰评价体系内每个指标的代表内容、统计方法、适用对象与范围，使不同城市可以利用该指标进行横向、纵向对比，把握评价对象智慧健康建设的质量和发展趋势。此外，为保证可比性原则，指标体系应尽量采用相对指标，少用绝对指标。具体又有以下9个原则。

（1）可操作性原则：首先要求指标体系资料来源简单明了，不宜过多，可获得性较高，对各个城市都有较高的适用性；其次要求评价方法定量与定性相结合，这样才能客观、全面地评价对象。

（2）可持续性原则：在评价指标选择时，既要有动态指标，又要有静态指标，以便综合反映城市智慧健康发展的现状与趋势。除此之外，指标体系应根据智慧健康发展进程的不同进行动态调整，使评测结果与实际情况相吻合。

（3）实用性原则：实用性是评价智慧健康系统的主要标准。智慧健康系统应该符合现行医院体系结构、管理模式和运作程序，能满足医院一定时期内对信息的需求；支持科室信息汇总分析与收支经济核算，支持医院领导对医疗动态与医疗质量的宏观监督与控制；能提高医疗服务质量、工作效率和管理水平，为医院带来一定的经济效益和社会效益，从而产生积极的作用。所有软件内嵌完整的操作手册，界面简单、提示清晰、功能明确、逻辑严谨、操作便捷，提供多种输入方法，可自定义输入顺序，可于需要处简易外接LED电子显示屏等信息公开设备。

（4）安全性原则：系统建设可实现7天24小时连续安全运行，性能可靠，易于维护。系统具有高可靠性和多种应急解决方案，可应用大型关系数据库或后关系数据库提高系统的处理速度和响应时间。系统设置有多种内部网络设置层级授权机制，可设定系统内部终端和访问者的权限，设定操作者多层级电子签名机制，以防止数据删改和电子确认的漏洞。符合《中华人民共和国电子签名法》和CA认证的要求。

客户信息和运营信息是敏感信息并且需要保密，访问这些信息仅限于工作相关的人员。智慧健康系统对系统中重要的更改操作设定特殊的权限并且保存修改痕迹，有严密、快捷、方便的用户权限管理、控制及关键数据加密的措施。阻止非法用户侵入，实时记录院内数据库的所有操作，包括插入数据、删除数据、修改数据、查询数据，并记录在相应的异地备份日志内。电子病历的修改和签名以设定时间、痕迹保留和密钥方式进行。在电子病历未取得法律承认前，采取医务人员在诊疗过程中或诊疗后打印纸页病历加手写签名的确认方式，以解决电子病历和纸页病历双保存的问题。

（5）先进性原则：智慧健康系统在可持续发展性上具有较大的发展空间和升级空间，无论是操作平台的选择还是软件功能的编制，都有一定程度的超前性。应用软件前台开发工具应为结构化的面向对象的可视化编程语言，其用户界面应尽可能实现易学、易用、易维护的人机交互形式和图形化，整个系统的工作站客户端有良好的、规范的、统一的人机界面，支持多窗口、无级缩放、随意迁移、最大化/最小化按钮、菜单操作等，图形界面必须全部汉化。针对医院输入项目的特点专门定制输入顺序，保证操作人员以最快的速度和最少的击键次数完成工作。

（6）开放性（可扩展）原则：智慧健康系统应允许用户增加模块、数据库、字段等。重要系统模块应做到既可以单独运行也可以共享运行，能提供其他模块和外部调用的函数、动态库、中间件、HL7等接口。系统采用开放式的系统软件平台、模块化的应用软件结构，确保系统可灵活地扩充其业务功能，并可与其他业务系统无缝互联；提供必要的辅助临床接口（如医保等）；提供丰富的外连接口（如条码、磁卡、IC卡、公共显示装置等）；能方便地进行软件的客户化（如软件模块的修改、增减、合并与拆分等），满足业务种类增加和业务流程变化的需求。

系统对无法预见的业务增长提供足够的可扩展性，并且能够快速部署，当服务地点和容量增加时，不需要替换已有的硬件和软件；提供非常灵活的可扩展性架构，系统所有功能菜单可按用户角色的需求进行随时调整和组建。同时，系统预留了各种开发性标准接口，可与其他产品实现最短时间内的无缝连接。同时，接口的开发性也保证了与其他产品的良好连接，给智慧健康信息化建设的进一步发展提供了无限的空间。

（7）高性能原则：智慧健康系统遵从分级存储的原则。智慧健康系统的数据存储分为三级：业务库、归档库、决策库。业务库保存医院实时操作的数据，一般保存半年到一年的数据；归档库有整个业务库所有历史数据的备份，它主要用于查询和分析历史数据；将归档数据进行清洗归并后放入决策库。三个数据库可分别存放在不同的服务器上，从而实现后台查询分析时不影响前台的业务操作，同时整个系统也不会随时间的推移而降低性能。三个数据库由系统进行统一的管理和维护。系统响应速度快，一线工作站高峰期操作系统时无等待感觉，可对查询操作进行预处理以加快查询速度，额定用户同时运行时不会出现堵塞现象。

（8）易维护原则：智慧健康系统应该安装方便，并在程序中提供维护数据库的工具。提供统一的工具来管理应用数据，各个部门都能够从医院网络中获取整个医院相关部门产生的数据；核心骨干数据网是集中共享地，提供端到端的稳定快速的连接；智慧健康系统提供一个集中对各种信息系统监控和管理的管理员维护系统。通过此系统能远程对各应用系统进行调整、升级和配置，以保障整个系统的正常运行。

系统能根据具体工作流程定制、重组和改造，并为医院提供定制和改造的客户化工具，医院可以根据流程需要进行选择和重建。系统具有良好的可裁剪性、可扩充性和可移植性；同时，系统安装简单方便，可管理性、可维护性强；软件设计模块化、组件化，并可提供配置模块和客户化工具。系统需求及流程变化、操作方式变化、机构人员变化、空间地点变化、操作系统环境变化对系统本身运行均无影响。

（9）可靠性原则：智慧健康系统的可靠性原则主要体现在对数据的采集和处理两方面。①数据采集的一致性：保证数据只有一个入口，做到数据一次录入，多处共享。②数据处理的完整性：系统具有多级数据校验和质量控制，包括程序级的数据完整性验证和数据库级的数据完整性验证。

## 第四节　智慧健康总体建设原则

**1. 加强统筹规划、实现多方参与**　坚持人口健康信息化建设与应用"一盘棋"，统筹规划医疗健康传统应用和互联网应用，鼓励有丰富行业经验的社会化资本共同参与，开展"医疗健康+互联网"应用的建设和运营。

**2. 开放合作共赢、以应用促建设**　加强行业整体规划和服务合作，减少重复建设、交叉建设，逐步整合"孤岛、烟囱"。建设与应用并重，坚持以应用促建设，强化业务部门信息化应用推进的主体责任。

**3. 构建良好秩序、同步体系发展**　坚持依法共享、按需共享，推进跨业务、跨地域、跨部门的信息资源整合。引导多方按照市场化原则建立医疗健康社会化服务体系，坚持服务与监管并重，配合安全体系、监管体系建设与信息化同步规划、同步实施。

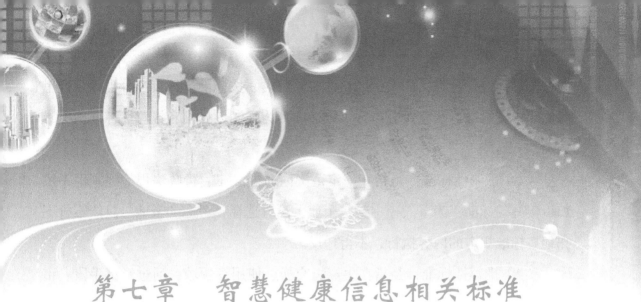

# 第七章 智慧健康信息相关标准

## 第一节 智慧健康信息标准的分类与分级

### 一、智慧健康信息标准分类

从智慧健康信息标准和标准化的定义可见，智慧健康信息标准大致涉及以下三类。

（1）信息表达标准：是信息标准化的基础，包括命名、分类编码等。

（2）信息交换标准：信息传输与共享问题往往比信息的表达要复杂。交换标准更注重信息的格式，其语义和内容依赖于表达标准，如HL7、XML、DICOM等。随着区域医疗的开展，智慧健康信息交换标准变得越来越重要。

（3）信息处理与流程标准：指信息技术方面的标准，用来规范信息处理流程，与具体的领域业务规范相关联，对信息系统的开发与推广具有十分重要的意义。

基于不同的分类概念和应用目的，可对卫生信息标准提出不同的分类方案，从而形成不同的标准体系，为不同领域的卫生信息标准的描述和分类归档提供统一的方法，以最大限度地发现、鉴别和复用。国内外现有的各类卫生信息标准促进卫生信息标准制定过程的相互协调，避免各种标准规范的重叠和重复。

由于智慧健康信息标准的种类繁多，出于不同目的，可从不同角度以不同方法对其进行分类，如按标准化的对象分类、按标准的约束性分类等。这里我们介绍按标准的约束性分类，可将标准分为强制性标准和推荐性标准两类，如图7-1所示。

（1）强制性标准：是指在一定范围内通过法律、行政法规等强制性手段加以实施的标准。当事人（主要是企业）没有选择、考虑的余地，只能不折不扣地按标准规定的内容执行，不得违反。

（2）推荐性标准：是指在生产、交换、使用等领域，通过经济手段、市场调节而由当事人自愿采用的一类标准。对于这类标准，任何单位有权决定是否采用。在未曾接受或采用之前，违反这类标准不必承担经济或法律方面的责任。但一经接受并采用，或有关各方商定同意将其纳入商品、经济合同之中，此标准就成为共同遵守的技术依据，具有法律约束性，各方必须严格贯彻执行。推荐性标准又称自愿性标准或非强制性标准。鼓励当事人自愿采用推荐性标准。

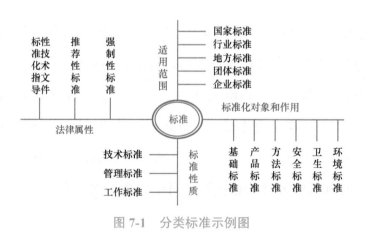

图 7-1　分类标准示例图

## 二、智慧健康信息标准分级

根据《中华人民共和国标准化法》的规定，我国标准分为五级，即国家标准、行业标准、地方标准、团体标准和企业标准。显然，这一划分方法也适用于信息标准。事实上，这也是按照标准的适用范围对标准的一种划分方法。标准体系是一定范围内的标准按其内在联系形成的科学有机整体。国家、行业标准都存在着客观的内在联系，相互制约、相互补充，构成一个有机整体。标准体系具有目的性和协调性，即一个标准体系围绕某一特定的标准化目的，标准之间在相关的规定方面互相一致、互相衔接、互为条件、协调发展。

（1）国家标准：是指对全国技术经济发展有重大意义而必须在全国范围内统一的标准。《标准化法实施条例》规定：对需要在全国范围内统一的技术要求，应当制定国家标准。国家标准由国务院标准化行政主管部门制定发布，以保证国家标准的科学性、权威性、统一性。国家标准在全国范围内适用，其他各级别标准不得与国家标准相抵触。

国家标准一般为基础性、通用性较强的标准，是我国标准体系的主体。国家标准一经批准发布实施，与国家标准重复的行业标准、地方标准应立即废止。

（2）行业标准：是指在全国性的各个行业范围内统一的标准。《标准化法》规定："对没有推荐性国家标准、需要在全国某个行业范围内统一的技术要求，可以制定行业标准。行业标准由国务院有关行政主管部门制定，报国务院标准化行政主管部门备案。"如《中华人民共和国卫生行业标准》（代号为WS）由卫生部制定。行业标准在全国某个行业范围内适用。

GB/T 4754—2017《国民经济行业分类》将行业定义为："从事相同性质的经济活动的所有单位的集合。"行业标准专业性较强，是对国家标准的补充。随着市场经济的发展，行业管理必将加强，行业标准也将会有所发展。

（3）地方标准：是指在某个省、自治区、直辖市范围内需要统一的标准。《标准化法实施条例》规定：没有国家标准和行业标准而又需要在省、自治区、直辖市范围内统一的工业产品的安全、卫生要求，可以制定地方标准。地方标准由省、自治区、直辖市人民政府标准化行政主管部门编制计划，组织草拟，统一审批、编号、发布，并报国务院标准化行政主管部门和国务院有关行政主管部门备案。在相应的国家标准或行业标准后，自行废止。在地方辖区范围内适用。

（4）团体标准：由本团体成员约定采用或者按照本团体的规定供社会自愿采用，《标准化法》规定："制定团体标准，应当遵循开放、透明、公平的原则，保证各参与主体获取相关信息，反映各参与主体的共同需求，并应当组织对标准相关事项进行调查分析、实验、论证。国务院标准化行政主管部门会同国务院有关行政主管部门对团体标准的制定进行规范、引导和监督。"

（5）企业标准：没有国家标准、行业标准和地方标准的产品，企业应当制定相应的企业标准。企业标准是指由企业制定的产品标准和为满足企业内需要协调统一的技术要求和管理、工作要求所制定的标准。《标准化法》规定："企业生产的产品没有国家标准和行业标准的，应当制定企业标准，作为组织生产的依据，企业的产品标准须报当地政府标准化行政主管部门和有关行政主管部门备案，已有国家标准或行业标准的，国家鼓励企业制定严于国家标准或行业标准的企业标准，在企业内部适用。"企业标准在该企业内部适用。

智慧健康信息标准体系：根据GB/T 13016和GB/T 13017，标准体系是一定范围内的标准按其内在联系形成的科学有机整体。由标准体系框架和标准体系表组成，主要有层次结构和线性结构两种形式。标准体系特征包括集合性、目标性、可分解性、相关性、整体性、环境适应性。

## 三、智慧健康卫生信息标准

"十二五"期间，我国全民健康信息标准开发工作取得了显著成果，围绕智慧健康信息化、区域全民健康信息化建设等多个方面分期分批编制完成了283项国家医疗健康信息标准，其中包括89个数据集、3300多个数据元、70多个共享文档，由此建立起我国医疗健康信息标准开发主体框架，为开放共享环境下的信息互联互通与业务交互打好了基础。

信息共享的一个关键基础是标准化工作，业界达成一个普遍共识：卫生标准化必将成为制约卫生信息化建设与发展的瓶颈。有许多标准已经被广泛推广应用，并产生了非常好的效益。特别是ICD、LOINC、SNOMED等医学术语标准的应用，大大提升了卫生信息化水平。在我国，各个卫生机构相对独立开展业务，相互封闭，标准缺乏，信息分散，连续性和协调性差，信息不能共享和交换，产生了大量的"信息孤岛"。

同时，由于很多业务工作没有国家统一规范和要求，各地区和单位根据自身需要自行制定工作规范和标准，导致信息不能交换和共享。另外，纵向信息系统的建设虽然大大提高了相关部门的管理能力和应急反应速度，但由于其垂直建设的特点，原本分割的业务部门在信息上沟通更为复杂，形成大量的"信息烟囱"和"信息孤岛"。总之，各种制约因素和历史的原因使得医疗卫生信息标准的发展明显滞后，健康信息标准的不完善已严重影响了中国医疗卫生信息化全局的发展进程。具体来看就是一方面要重视信息安全、药品编码、国家卫生数据字典、大数据等相关标准的研究与制定，另一方面要加强医学术语研究。医学术语标准对于大数据应用、临床信息标准化、实现语义层互操作具有非常重要的作用。

信息技术的发展不仅提高了人们的工作和生活效率，也改变了人们的生产和生活方式。在医疗卫生服务过程中，大家迫切希望通过建立适用共享的卫生信息系统使医疗服务人员在任何时间、任何地点都能及时获取必要的信息，以支持高质量的医疗服务；使公共卫生工作者能全面掌握人群健康信息，做好疾病预防、控制和健康促进工作；使居民能掌握和获取自己完整的健康资料，参与健康管理，享受持续、跨地区、跨机构的医疗卫生服务；使卫生管理者能动态掌握卫生服务资源和信息，实现科学管理和决策，从而达到有效地控制医疗费用的不合理增长、减少医疗差错、提高医疗质量与服务质量的目的。

为实现以上目标，需要建立以居民健康档案、电子病历为核心的卫生信息共享平台。通过卫生信息平台，将分散在不同机构的以人为核心的健康数据整合为一个逻辑完整的信息整体，满足与其相关的各种机构和人员的需求。这是一种全新的卫生信息化建设模式。为了使卫生信息能在不同机构、不同系统之间互通，世界各主要国家都投入大量的财力、物力开展本国或本区域的卫生信息化建设，并已将这种模式作为卫生信息化发展的重要战略方向。

随着我国医疗体制改革的不断推进和深入，基于电子健康档案的区域卫生信息平台、基于电子病历的医院信息平台的产品研发及系统建设越来越广泛。卫生信息标准的重要性已上升到一个空前的高度。其研究制定和推广应用将为医疗卫生机构互联互通、信息共享提供重要支撑，从而为居民健康服务、医疗卫生服务机构、医疗卫生软件厂商及政府和卫生行政部门等各方面带来显著效益。

## 第二节　常用的智慧健康信息标准

### 一、四项基础类标准

卫生部于2009年1月发布了四项推荐性卫生行业标准，包括WS/T303—2009《卫生信息数据元标准化规则》、WS/T304—2009《卫生信息数据模式描述指南》、WS/T305—2009《卫生信息数据集元数据规范》、WS/T306—2009《卫生信息数据集分类与编码规则》，并将这四项标准应用于卫生信息数据类标准研究与编制之中，如卫生信息数据元目录和代码、城乡居民健康档案基本数据集、电子病历基本数据集等。

《卫生信息数据元标准化规则》阐述了卫生信息数据元框架和卫生信息数据元的基本概念，规定了卫生信息数据元的属性规范，以及卫生信息数据元的命名、定义、分类、注册管理等属性规范化描述的基本原则和方法，规范了卫生信息数据元目录的编写格式。该标准可用于指导卫生信息数据元目录（数据元字典）的研究与制定、卫生信息数据元元数据注册系统的设计与开发，以及卫生信息标准的研究、教学与交流。

《卫生信息数据模式描述指南》对数据模式、主题域、数据集进行了定义，并根据卫生信息利用的需求和适用环境对医药卫生领域数据模式进行分类，针对不同种类的数据模式分别制定了相应的描述规则和描述方法，从而研究制定了各类卫生信息数据模式描述指南，包括表达式样、描述规则和描述参照。该标准可用于指导医药卫生领域信息资源的组织与规划、卫生信息系统的设计与开发，以及具体数据资源描述中的数据模式描述。

《卫生信息数据集元数据规范》中明确了元数据元素、元数据实体、元数据子集的定义，规范了卫生信息数据集元数据组成、元数据结构、元数据的摘要描述规则和元数据描述适用功能，规范了元数据内容框架和卫生信息数据集核心元数据、参考元数据、引用信息及其描述内容。该标准可用于指导医药卫生领域数据集元数据的规范化描述。

《卫生信息数据集分类与编码规则》对卫生信息数据集进行了定义和领域界定，阐述了卫生信息数据集分类与编码需要遵循的基本原则、技术、方法和应用规则，规范了卫生信息领域内各专业信息分类与编码标准文档编写格式。国家智慧健康信息标准体系基本框架（图7-2）可用于指导医药卫生领域各类卫生信息数据集分类与编码的制定，满足了政府卫生决策、业务处理、科学研究、信息发布与绩效评价等需求。

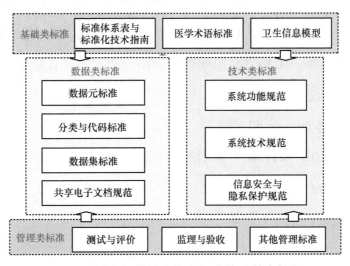

图 7-2　国家智慧健康信息标准体系基本框架

我国为指导以健康档案为基础的区域智慧健康信息化建设规范并科学推进，有效解决长期困扰智慧健康信息化领域的"信息烟囱"和"信息孤岛"现象等问题，在业务方面采用面向对象建模和方法论（UML和RUP），在业务梳理和业务建模的基础上开展信息建模。结合国际智慧健康信息标准，设计出区域卫生业务领域相关活动的参考信息模型（HL7 V3 RIMM），为后续智慧健康信息共享文档开发奠定了信息模型基础。在技术方面，从软件架构、信息基础设施、信息安全等多方面给出了全面的解决方案。特别是软件架构，在区域平台指南已经提出了平台基础服务和基于IHE ITI基础技术架构的基础上，进一步结合检验报告共享的业务场景给出基于平台组件和IHE ITI集成规范如何实现的实例。

## 二、国际疾病分类标准

国际疾病分类（international classification of diseases，ICD）是世界卫生组织（WHO）制定的国际统一的疾病分类方法。其根据疾病的病因、病理、临床表现和解剖位置等特性，将疾病分门别类，使其成为一个有序的组合，并用编码的方法来表示。ICD自产生到现在已有100多年的历史，它在WHO和各成员国的关注和支持下得以不断的补充、完善，并成为国际公认的智慧健康信息标准分类。1890年，由耶克·贝蒂荣（Jacques Bertillon）主持，在巴黎召开了第一次国际死因分类修订会议。经26个国家的代表共同修订，通过了一个包括179组死因的详细分类和一个包含35组死因的简略分类，这是ICD的第一个版本。

ICD分类的依据是疾病的四个主要特征，即病因、部位、病理、临床表现（包括症状、体征、分期、分型、性别、年龄、急慢性、发病时间等）。ICD-10（ICD第10次修订本）采用3位数编码确定核心分类，并采用字母数字编码形式（A00.0-Z99.9）：英文+数字+数字+小数点+数字，如S82.01。其中，前三位数编码泛指ICD编码，代表类目；前四位数编码代表亚类；前五位数编码代表细目。例如，S02，颅骨和面骨骨折（类目）；S02.0，颅骨穹窿骨折（亚类）；S02.01 颅骨穹窿开放性骨折（细目）。

## 三、医学影像传输标准

医学影像传输标准（digital imaging and communications in medicine，DICOM）是由国际电气制造业协会（National Electrical Manufacturers Association）发布并管理的医学影像通信标准。

DICOM的目标是使医疗环境中的图像信息系统和其他信息系统之间实现良好的兼容性并提高工作效率。DICOM标准遵守网络传输协议（TCP/IP），定义了图像传输服务分级，创建了网络传输中图像信息的识别机制，也制定了相关的图像文档标准。目前DICOM标准被各大临床科室和专业技术岗位广泛地应用于图像的传输，如心内科、牙科、内镜治疗、X线成像、眼科、小儿科、放射科等。DICOM还实现了同EHR系统的整合，可以通过网络实现图像在电子健康记录（EHR）系统中的存储和传输。从原则上讲，使用DICOM标准时只需对其进行简单的配置就可以实现设备互连，并可直接与符合工业标准的计算机网络相连接，实现高效的图像通信。作为医学图像的通信标准，DICOM的最显著特点在于它基于明确而且详细的信息模型，即实体-关系模型，描述了"事物"（如患者、图像、诊断报告等）怎样参与放射诊断及它们是怎样相互关联的。实体-关系模型能使医疗设备制造厂商和用户更加清楚地理解DICOM中的数据结构。

DICOM应用基于面向对象的客户/服务器结构完成DICOM功能，客户提出功能请求，服务器接收并处理请求。支持DICOM标准的设备可以作为客户端、服务器或者既是客户端又是服务器。在DICOM术语中，客户端和服务器分别被称为服务类使用者（service class user，SCU）和服务类提供者（service class provider，SCP）。DICOM所有信息封装于被称为信息实体（IE）模块的"对象"中，借助网络七层（OSI）协议或者TCP/IP协议传输这些信息。DICOM通过交换关联协议数据单元完成关联的初始化和终止工作。关联是SCU和SCP为了交换数据而协商建立的一条通道。SCU的请求消息和SCP的响应消息都是通过关联交换的。每台支持DICOM标准的设备都有一个名字（在DICOM术语中被称为应用实体标识，application entity title，AET）。

DICOM引入了严格定义的数据字典（标记数据单元）构造IDO数据目标。其消息服务则设计在SOP模型基础上。基于工业标准的网络协议和文件系统真正造就了一个广泛接受的诊断影像交换的开放环境。如今，PACS已经是实现的最多的医疗智慧健康信息系统，这些核心DICOM服务也已经成熟到几乎即插即用的地步，使DICOM成为数字诊断影像连接的唯一标准。

DICOM的制定是医学图像通信标准化的里程碑，其详细地规定了传输医学图像及其相关信息的交换方法和交换格式。DICOM基于操作系统提供的TCP/IP协议可实现不同操作系统的互联。通过扩展TCP/IP协议的应用层，定义一组同类应用之间的统一的通信接口，实现同类应用间的互操作。由ISO/OSI网络协议模型的分层概念可知，其是一种网络应用层协议，在实现上由利用TCP/IP协议的跨平台特性，扩充定义了适合医学图像传输的应用协议栈。符合DICOM标准的两台设备采用的交换方式是DICOM协议中定义的请求/响应方式，传输数据的格式是DICOM数据流。不管图像及患者信息在具体的设备内部如何存储，在对外交换时，它们的格式都是DICOM格式，这样就消除了由不同厂家图像格式不一致产生的障碍。

DICOM委员会与其他的国家和国际标准化组织（ISO）建立起了合作关系，DICOM委员会已经被ISO接受为医学影像通信的国际标准。DICOM IOD支持多个字符集，可以表达不同语言的文本信息编码（包括中文的GB 18030和Unicode）。DICOM委员会目前拥有20多个工作组，并且在不断开发新的功能，把DICOM委员会在放射影像系统互操作性领域所获得的成功推广到其他与影像有关的领域，使影像信息在患者集成健康记录中发挥更大的作用。

## 四、医学术语标准

医学系统命名法——临床术语（Systematized Nomenclature of Medicine—Clinical Terms，SNOMED-CT），是当前国际上广为使用的一种临床医学术语标准。1974年，SNOMED第一版问世，其由44 587个词条、6个模块构成。SNOMED的范畴包括解剖学、形态学、正常与非正常的功能、症状及疾病体征、化学制品、药品、酶及其他蛋白质、活有机体、物理因素、空间关系、职业、社会环境、疾病/诊断和操作。这套术语集提供了一套全面统一的医学术语系统，涵盖大多数方面的临床信息，如疾病、所见、操作、微生物、药物等，可以协调一致地在不同的学科、专业和照护地点之间实现对临床数据的标引、存储、检索和聚合，便于计算机处理。同时，它还有助于组织病历内容，减少临床照护和科学研究工作中数据采集、编码及使用方式的变异，这对临床医学信息的标准化和电子化起着十分重要的作用。

SNOMED CT是美国联邦政府指定的数据标准之一，旨在用于临床信息的电子交换。采用SNOMED CT的计算机应用程序示例电子病历计算机化医嘱录入，如电子处方或实验室检验项目申请录入、重症监护病房远程监控、实验室检验结果报告、急诊室表格记录癌症报告、基因数据库。这是一个组合式概念体系（compositional concept system）。也就是说，可以通过与其他概念的组合对概念加以特化。SNOMED CT以描述逻辑为基础，在设计上便于将内容作为一种动态资源加以维护。

SNOMED CT不再使用词条表的方式表示术语，而是采用概念的形式。概念可以理解为医学中标准的临床术语，每个概念都有唯一的概念码，但每一个概念都可能有多个描述，并且由993 420条描述形成了庞大的描述表——我们可以理解成同义词表。但它们并不是概念，而只作为描述被收集在描述表中。每一条概念有若干描述与之对应，描述表中的每一条描述也有与之相对应的概念存在。

在同一层级结构之内或不同层级结构之间将不同的概念联系起来。SNOMED CT中的概念与概念间是有一定"关系"存在的。概念有36万条，但"关系"有近146万条，这种基于概念间的语义关系令数据的获取充分可靠。

## 五、HL7信息传输与交换标准

HL7（Health Level Seven）是一个非营利性的自愿组织，它的会员由对开发和促进卫生领域的临床和管理标准感兴趣的医院、信息技术厂商、医疗保险机构及政府协会组成。HL7于1987年3月在美国宾夕法尼亚大学医院组建，其宗旨是解决如何实现不同厂商设计的信息系统之间信息交换和数据共享的问题。

现实世界是由各种各样的实体（事物、对象）组成的，每种对象都有自己的内部状态和活动特征，不同对象间的相互联系和相互作用构成了各种不同的系统。人们为了更好地认识客观世界，把具有相似内部状态和活动特征的实体（事物、对象）综合在一起，称为"类"，类是具有相似内部状态和运动规律的实体的集合。我们从一个个具体的事物中把共同的特征抽取出来，就形成了一个一般性的概念，这就是"归类"。例如，把转诊、报销、检查、开医嘱等工作归类为"活动"。

目前，国外一些健康档案的数据模型工作很多都是基于HL7 RIM或采用了HL7 RIM的思想和方法。虽然起初HL7主要是针对临床信息的共享而开发的，但随着HL7的发展，尤其是引入RIM之后，HL7的模型和方法已经不再局限于临床应用，而是能够满足患者管理、财政、公共卫生、EHR、基因组学等更广泛领域的建立信息模型的需求。

HL7 RIM的框架结构由六个主类及它们之间的关系组成。这六个主类中的"活动（act）"是最核心的主类，当采用HL7 RIM描述健康档案的信息模型时，RIM中的"活动"对应着健康档案三维概念模型中的主要卫生服务活动（或干预措施）的基本活动，HL7 V3的信息模型体系如图7-3所示。

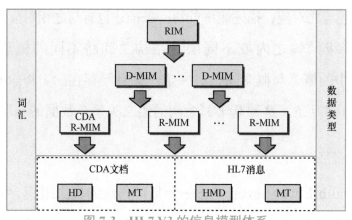

**图 7-3　HL7 V3 的信息模型体系**

RIM、D-MIM和R-MIM是采用"对象关系"的表达方式来描述信息模型的，但为了用XML来记载HL7 V3的信息模型，必须将信息模型从"对象关系"的表达方式转换成"层次关系"的表达方式。HMD正是信息模型的层次表达，MT用于进一步描述消息类型。从RIM到D-MIM、R-MIM，再到HMD、MT，同时也是一个根据业务需求对模型逐步限定和细化的过程。符合HL7信息模型的数据最终通过XML来进行交换，用于交换的XML消息或文件由模型对应的纲要来约束。

HL7的数据类型（data type）和词汇（vocabulary）用于说明模型中类的属性。首先，HL7类之间的关系描述了信息模型的结构关系，而HL7的词汇和数据类型进一步说明了模型结构的具体意义，帮助人们从语义上正确理解所记录或传递的信息内容；其次，HL7的词汇和数据类型说明了信息模型中所包含的业务数据的格式和具体内容，让人们能够准确理解信息模型中记录或传递的业务数据所表达的内容。

HL7 CDA（clinical document architecture）是关于临床文档的结构和语义方面的规范。CDA本身也是一个HL7的通用域，CDA有一个标准的R-MIM。HL7其他通用域中模型的实例一般对应XML消息，而CDA专门用来描述临床文档，其模型的实例对应XML文档。

## 六、居民健康卡技术标准

在智慧健康信息化建设总体框架中，居民健康卡是智慧健康信息化建设的重要环节，是联结电子健康档案、电子病历和国家、省、地市三级信息平台，实现居民跨业务系统、跨机构、跨地域持卡就医"一卡通"，通过整合推动智慧健康信息化建设成果直接服务群众的重要载体。用户卡、安全读取模块（SAM）卡、终端、密钥、资质管理、产品检测六大类15项技术规范与管理办法涵盖了居民健康卡制作、发行的各个方面和环节，建立完善了居民健康卡发行标准与规范体系，为统一标准、安全高效地推进居民健康卡建设奠定了坚实基础。

《居民健康卡技术规范》统一制定了居民健康卡号编码规则、卡介质规范、卡面规范、卡数据规范、读卡终端要求、数据安全、卡应用七个方面的内容，确立了居民健康卡技术框架，为居民健康卡在全国各地的发行提供了统一的标准，确保居民健康卡在全国范围的互认识别和互联互通。

居民健康卡数据分为身份识别数据、卡识别数据、基础健康数据、管理数据四大类，可以记录居民血型、过敏反应、凝血紊乱、联系人信息等情况，方便紧急情况下对持卡人进行急救；也可以记录最近的门诊核心信息和住院核心信息，方便医生了解持卡人既往情况，并方便核算报销就医费用，如图7-4所示。

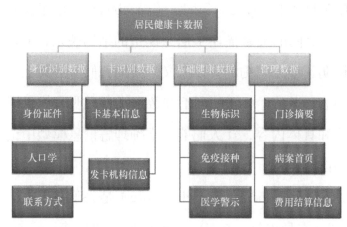

图 7-4 居民健康卡数据内容框架示意图

（1）身份识别数据：指持卡人的唯一的身份标识，包括身份证件、人口学、联系方式等。

（2）卡识别数据：指与居民健康卡基本数据及发卡机构有关的数据，包括卡基本信息、发卡机构信息等。

（3）基础健康数据：指与持卡人急诊、急救相关的静态数据，包括生物标识、免疫接种、医学警示等。

（4）管理数据：指与持卡人基本诊疗活动有关的动态数据，包括门诊摘要、病案首页、费用结算信息等。其中，费用结算信息可以填写新农合住院结算费用。

居民健康卡的存储信息从功能上将逐步统一现有的新农合一卡通、医疗机构就诊卡、免疫预防接种证、妇女儿童保健手册（保健卡），方便居民预约挂号，方便查询疫苗接种记录、既往就诊保健记录、检查检验结果及开具处方、治疗工作，方便进行费用结算，提升百姓就医感受。

根据"人手一卡、服务一生、卫生通用、开放兼容"的建设思路，在保持主要功能、标准规范、密钥体系、管理主体不变的前提下，居民健康卡可与金融卡、市民卡等其他公共服务卡实现"多卡合一"，为老百姓提供便利的社会生活"一卡通"服务，其应用领域可以不断扩展，未来持卡消费领域可扩展到居民的衣、食、住、行等日常生活领域。

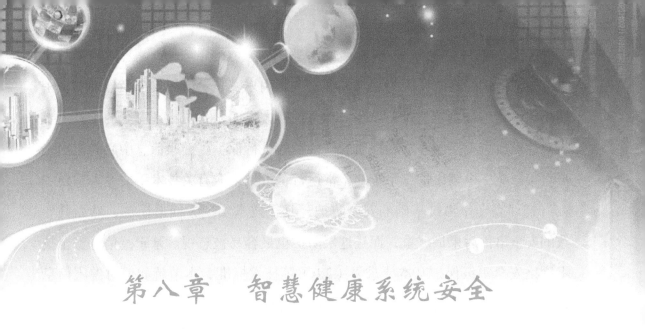

# 第八章 智慧健康系统安全

随着社会不断发展，人们对健康也越来越重视，伴随着信息技术的不断发展，智慧健康相关的信息系统对整个社会的贡献也越来越大，那么智慧健康相关的信息系统的安全问题也成为关乎整个社会公众的重要性问题。信息系统的安全性管理的本质是基于信息系统风险的管理，信息系统风险管理过程的一般任务为风险的识别、评估风险的概率、评估风险的影响、评估系统对风险的承受情况、风险的应对和风险的监督等，具体不同的风险类型需要不同的应对方式。

本章基于智慧健康系统的物理安全、数据安全、网络安全、通信安全、系统安全、用户安全、支付安全、应用安全和管理安全9个方面，对和健康相关的信息系统可能面对的风险进行讨论，并进一步分析每一个风险的应对措施和监督措施，对健康相关的信息系统的安全性进行保障，以期为健康信息系统的正常运行保驾护航。

## 第一节 物理安全

基于信息和通信技术（ICT）的发展，医疗过程得到了更高水平的改进，安全性得以大幅提升，人为错误得以减少，人们从健康信息的传播、交互中受益。依托于物理载体，整个信息系统能够监控、处理数据，甚至无监督地做出自主决策。健康系统的物理安全是整个系统安全最重要的因素之一，也是其他系统安全维护的基础，因为它与数据安全、用户安全、应用安全及管理安全密切相关。物理环境包括设备、环境和系统三大方面，系统物理安全的维护主要是对计算机、交换器等物理性质的硬件设施进行保护。健康信息中心的机房安全直接影响整个健康信息系统的正常运行，可见采取有关技术手段尤为重要。

物理安全作为最基础的安全防护，其在技术实现方面最简单，然而其导致的安全事件后果最严重，而且这层防护也最容易被忽视。基于《信息安全技术网络安全等级保护基本要求》（2.0）等技术标准，本节就如何对健康信息系统进行物理安全防护进行以下几方面的探讨。

## 一、机房与设施安全

（1）物理位置选择：健康信息系统的核心硬件是计算机及配套设备，机房中计算机、服务器等的设备故障可能直接影响整个信息系统的运行和数据存储，严重的可直接导致瘫痪。计算机所在机房或互联设备的办公场所应置于防震、防风、防雨等创设良好的建筑结构内，防止由阳光直射导致建筑层温度过高引起的设备负荷，防止水通过墙壁渗透导致机房潮湿。

（2）物理访问控制：是对已认证实体进行权限的授予，规定访问人员可访问的设备、访问地点和时间范围。在区域之间设置物理隔离装置，在关键区域之间设置一定区域范围的缓冲带，以便进行设备组装、设备交付、设备转移。

（3）设备安全：当前国内健康信息系统中普遍存在设备陈旧、逐年老化等问题。机房设备在采购过程中应选择标准合格设备，以便后续达到服务质量要求。

## 二、电磁电力安全

（1）防静电：信息系统通常需要瞬时电流脉冲，而系统在瞬态的电磁变化下，其周围空间会形成强静电场干扰，严重危害健康信息系统工作的稳定性。

（2）电磁防护：信息系统设备各自发挥功能，但设备自身抗干扰能力不强，尤其受到电磁干扰后会影响自身运转，电磁兼容技术可为机器设备提供有效防护。电磁干扰的产生是由于数模转换器、二极管等部件在运转时产生脉冲，一旦接触脉冲，信号将被打乱而无法进行正常的信息传输。

# 第二节　数据安全

## 一、数据传输安全

数据传输在系统中按照实际应用可以分为两个部分：一是数据在网络中的传输；二是数据在系统内部的流通。在网络中的传输也就是数据在信道上传送所采取的方式。数据要在网络中进行传输就必须遵循一些计算机网络的相应通信协议，如TCP/IP、IPX/SPX、HTTP等协议。

数据在信息系统中的流通如图8-1所示，由表示层接受用户请求及数据的返回，为系统提供数据输入来源，也负责为客户端提供应用程序的访问；数据层则主要是对业务数据的存储、处理，以及相应文件、数据库的访问；业务层则根据系统的应用设定相应的不同业务种类。子系统对于健康相关的信息系统则更为复杂。在健康相关的信息系统中，数据交换体现在数据采集、数据上报及数据下达等方面。以医疗信息系统为例，医院对医疗服务机构的业务数据及居民健康档案数据进行采集，使之经过表示层输入并通过数据清洗、数据结构与内容的转换形成业务层数据，最后进入数据层，将数据分类整合到各个具体业务子系统中，如图8-1所示。在这个过程中，数据的流向涉及整个信息系统层，数据采集部分主要由实体机构负责，由于不同机构的执行力不同，所采取数据的真伪、质量及隐私泄露也会成为相应的安全隐患。

## 二、数据存储安全

数据存储是信息系统一个相当重要的模块，如果信息系统存在数据存储隐患，有可能会引起系统宕机，则会给相应机构及巨大用户群体造成难以挽回的损失。健康信息系统针对的数据本身具有数据量大、数据类型复杂、对于并发性处理要求较高的特点，因此使用文件存储已经不太适宜了，健康信息系统目前广泛使用的数据存储主要是数据库和云存储。

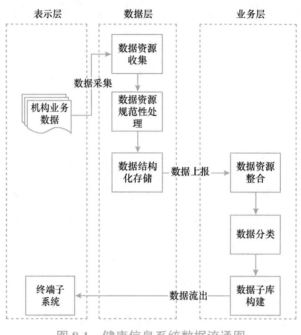

图 8-1　健康信息系统数据流通图

不同于传统集中式存储，服务器存储就是分布式存储系统，这类系统有效地缓解了存储服务器的数据存储压力，应用较多的即Hadoop。一旦用户的私人信息被侵犯，用户就会陷入严重的危险之中；数据存储在云中，其实就是把数据放在多台虚拟服务器上，那么一旦服务器宕机，系统中毒就有可能导致数据丢失或者因传输中断而损坏，从而造成不可逆的后果。

### 三、数据使用安全

数据的获取、处理分析及存储的每个环节都会有相应人员对数据进行一系列的访问操作，根据信息系统建设主要业务的不同，其中人员的权限管理及各机构部门的权限配置情况会有不同分配，那么在管理权限配置过程中系统敏感性操作、不同子系统部门间的数据共享及数据访问路径会对数据安全造成一定的安全隐患。在使用健康信息系统终端时，终端人员并非系统管理人员的情景更为普遍，那么非管理人员或者系统建设者关于信息系统的保护更要着重强调，如操作过程中的敏感操作及日常网络的敏感链接等问题。

## 四、数据监控功能

随着计算机及网络技术的更新，网络安全对于数据安全的重要性也日益突显，那么信息系统建设必定会设置监控功能，对于健康信息系统的监控设计也必定体现在数据流动的各个关卡。健康信息系统运行的日常会接触来自机构的大量数据，这些数据借网络手段进行传输，在信息系统各个终端呈现结构化。常见健康类信息系统监控功能设置主要体现在以下方面：①对终端桌面的监控；②分布式系统控制中心；③网络自动监控；④系统自动监控；⑤数据库自动监控。

# 第三节　网络安全

## 一、防火墙技术

防火墙是一种最常见的网络防护应用技术，主要实现的是实施访问控制，在可信网络与不可信网络之间建起一堵网关"墙"，从而使得终端系统免受非法请求的骚扰，并可对内部用户的登录是否合法进行检查。从Web角度出发，一般意义的防火墙可分为网络级防火墙及应用级防火墙。网络级防火墙主要防止网络中出现非法入侵，而应用级防火墙则是从应用程序来进行访问控制。除了这两种一般意义上的防火墙，还有一种防火墙技术为数据库防火墙。数据库防火墙作用于应用服务器和数据服务器之间，可在入侵到达数据库之前或者在入侵过程中将其阻断，这将成为信息系统的二级保护。

## 二、云技术安全

随着健康信息系统的日益复杂化，其应用系统规模不断扩大，数据管理问题日益突显。云技术为健康信息系统提供了很多便利，如缓解了健康数据爆发的存储问题，但是云技术也出现了未经授权访问管理、互联网协议漏洞等威胁数据安全的隐患。云数据的安全保障可通过身份认证及加密操作实现，利用各种数字签名、云服务器保障及云加密技术可有效保证云数据的安全性。另外，云技术发展年限相对较短，需要技术完备的空间较大。

## 三、虚拟专用网络

数据在公用链路上直接传输很容易遭受攻击，而且健康信息系统由于自身体系的庞大，相应的实体机构也相对分散，VPN技术可以很好地解决这一系列问题。VPN属于远程访问技术，但其本质还是在公用链路上传输数据，其在传输的过程中利用加密技术在公网中封装出一条数据通信隧道，使得数据能够安全地在公用链路中流通。

## 四、数据加密常用技术

**1. 数据加密〔data encryption〕** 基本内容分为四部分，分别是加密、解密、密文与密钥，其各自的关系出自密码学。数据加密指的是对原始数据运用加密算法，使之成为密文，解密需要用密钥，解密后密文又呈现明文的状态（图8-2）。在实际应用中其常用类型包括对称加密、非对称加密及身份认证。

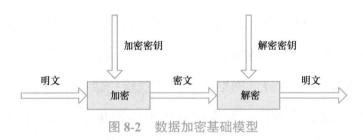

图 8-2　数据加密基础模型

**2. 数据脱敏** 数据脱敏处理一般是运用某种规则对某些敏感信息进行不同程度的变形。健康类信息系统数据涉及用户不同层面的隐私内容，因此数据脱敏操作也是此类系统的常用数据安全保障措施。由于健康类信息涉及维度较大，包含不同结构化程度及各种视频影像数据，并且此类信息系统种类繁多，其间的依赖关系错综复杂，脱敏处理应不同程度地按照各个子系统所需要的最大信息维度进行，如果需查看超出自身权限类的数据，则须由该部门提交数据使用申请，审核通过后要按照一定的规章制度进行使用。

# 第四节　通信安全

目前健康信息系统已经从以前相对单一的浏览、查询功能扩展到能够实时与他人进行通信，同时也可以通过邮箱关联等与他人进行沟通。信息系统通信建立在网络通信的基础上，其功能的完善与否关系到用户安全。健康信息系统的通信安全关系到用户能否正常使用信息系统，在使用过程中，用户通信安全主要涉及以下几种情况。

**1. 用户身份安全**　一些不法分子可能会利用技术手段将自己伪装成健康信息系统的管理员，在与用户交流的过程中对用户发起身份验证，因用户一般对于信息系统管理员的信任程度较高，在进行身份验证之后用户的信息即被不法分子窃取，不法分子即可利用用户信息对系统进行访问或恶意攻击。

**2. 通信线路干扰**　若不法分子成功伪装成健康信息系统的管理员，当用户对系统提出通信请求操作时，不法分子可以通过拒绝用户使其不能正常进行通信，从而对用户进行干扰。此外，不法分子可以对通信网路进行数据篡改、干扰或窃听，这些做法可导致用户传输信息的真实性和完整性被破坏，信息不能通过通信线路进行有效传播，同时窃听也会暴露用户隐私，对用户使用健康信息系统造成严重困扰。

**3. 骚扰信息**　健康信息系统中通常会设有用于接收消息的信息栏，不法分子可通过向用户拨打骚扰电话、发送骚扰信息、发送带有恶意代码或病毒的伪装成健康相关消息的链接欺骗用户，在这种情况下，识别能力较弱的用户的精神、隐私及财务安全均会受到威胁。

**4. 公共场所WiFi接入**　移动手机的使用建立在通信网络的基础上，公共WiFi一般指的是在商场、饭店、游乐场等人流量较大的公共场所处设置的免费WiFi，用户在连接公共WiFi进行通信时的信息和行为都会留下痕迹，且公共WiFi因接入无太大限制，通常会成为不法分子窃取他人通信记录的有力工具。

# 第五节 系统安全

## 一、数据库安全

数据库是数据存储仓库，一旦数据库出现严重的安全问题，那么相应的数据也会荡然无存，因此数据库的安全设施建设是首要考虑因素。从系统层面考虑，数据库安全主要面临的是系统缺陷与漏洞，以及受到外来攻击的风险，常用的技术保护措施有数据库防火墙技术、数据加密技术、数据脱敏技术及数据库数据安全技术等。从数据角度考虑，进入数据库数据的安全审计、定期的数据及日常操作日志的自动化备份也需予以重点关注。

## 二、系统的安全漏洞

系统的安全漏洞问题是数据安全问题的隐患，其中系统包括终端操作系统和业务系统。操作系统是业务系统运行的基础环境，是所有软件得以运行的基础。这些隐患的发生要求信息系统技术人员具备较高的查错检错能力，并能够对错误进行排查并修复。

数据安全是整个健康信息系统设计最为关键的一环，本文虽从系统数据流动各层的数据传输、数据存储、数据使用、数据监控等层面分析了信息系统的各类安全隐患，并从网络与系统的层面探讨了数据安全防护措施，但由于健康信息系统覆盖层面较广，数据安全防护远不止此。

# 第六节 用户安全

作为互联网大数据时代计算机信息技术与医疗健康结合的产物，健康信息系统的设计发展还处在不断完善的过程中，随着用户对健康信息系统使用要求的提高，用户在使用现有健康信息系统的过程中存在使用局限性和安全问题。下面将从用户身份认证、访问控制等方面具体展开用户安全问题的讨论，并提出用户安全建议措施。

## 一、用户身份认证

真实生活中的人们可以通过身份证等进行身份认证，为了使人们在使用健康信息系统时具有一定的安全性和有序性，用户身份认证成为用户在使用健康信息系统的过程中不可或缺的一个环节。用户身份认证是保护用户安全的第一道防线，用户的信息一旦被上传至信息系统，将在一定程度上不再受自己的控制，这些信息被存储在健康信息系统的服务端中，一旦服务端出现故障或遭受恶意攻击，用户的隐私安全将很有可能得不到保障。并且他人可能通过窃取用户隐私篡改用户身份认证并冒用用户身份进行一些不当甚至是非法的操作。

传统的用户认证方式为用户名+密码或口令，其本质上是一个用户证明自己是用户本人而不是他人的过程。这种方式因难以记忆、容易泄露信息及管理困难等各种原因在互联网时代正逐步趋向于被其他方式替代。

## 二、访问控制

### （一）访问控制要素

访问控制与用户身份认证相关联，二者共同作为用户在使用健康信息系统时安全保障的第一道关口，也为后续用户安全工作奠定了基础。访问控制即防止未授权的用户访问健康信息系统，保证系统在相对安全的范围内被使用。访问控制包括以下三个要素：①主体，是指访问请求的发起者。主体可以是用户，也可以是用户启动的进程、服务和设备等。②客体，是指被访问的实体。所有能被操作的对象都有可能成为客体。③控制策略，是指主体对客体的访问规则集合，访问策略本质上是一种授权行为。

### （二）访问控制层次

从层次上划分，访问控制可以分为以下两个层次。

（1）物理访问控制：是指从物理的角度对访问进行控制，如拥有一定权限能够被系统识别身份的用户，符合标准的设备、硬件和软件设施，物理空间环境安全等方面的控制。

（2）逻辑访问控制：是通过对健康信息系统使用过程中的数据、信息、网络和权限等方面进行控制来实现的。

### （三）访问控制模式

访问控制可以分为以下4种模式。

（1）自主访问控制（discretionary access control，DAC）：是指用户可自行决定是否将客体访问权授予其他主体，或将访问权从其他主体处收回。在该种访问控制模式下，用户可以按照自己的意愿与想法有针对性地进行执行操作。

（2）强制访问控制（mandatory access control，MAC）：是指对所有用户主体所控制的客体进行强制访问控制，其目的是限制用户主体的操作能力。在这种模式下，用户主体和客体分别有一组安全属性，通过检查用户主体的安全属性判断其是否可以对客体进行访问。现阶段，在信息系统的开发过程中往往将MAC和DAC结合起来，使强制访问控制自主化。

（3）基于角色的访问控制（role-based access control，RBAC）：是指系统使用权限并不直接授予系统用户，而是通过在用户集合和权限集合之间建立一个角色集合来对用户进行访问控制。这里的角色指的是用户进行一项操作必须访问的资源和相应操作权限的集合，其本质上反映了用户与权限之间的关系。每一种角色都对应一组相应的权限，当系统用户匹配到角色后即拥有该角色的所有操作权限。

（4）基于属性的访问控制（attribute-based access control，ABAC）：是指以主体、客体及环境的属性为基础进行访问控制。在这种模式下，系统通过属性来标识用户和资源，因此ABAC具有一定的灵活性和可拓宽性，为分布式访问控制提供了可能。

### 三、用户安全措施——区块链技术

区块链是一种按照时间顺序将数据区块以特定的方式组合形成的链式数据结构，其具有不可更改性、可追溯性和可编程性等特点。通过运用区块链技术，健康信息系统中某一节点的数据被篡改或被破坏并不会对区块链中所存储的数据产生影响，将区块链技术应用于健康信息系统中可有效进行用户安全管理。

（1）用户身份认证：基于区块链技术的数字身份认证是目前保障用户注册、认证和信息变动安全的渠道之一。

（2）访问控制：区块链上的各种数据都是对用户公开可见的，并且具有分布式和实时动态性的特点。运用区块链可以从数据层、资源层、设施层、事物层、共识层等对用户进行分布式访问控制和动态性访问控制。

（3）通信安全：区块链技术可用于保护通信线路的完整性和真实性，使用户通信不受干扰，并且通过区块链技术可以对骚扰信息和电话进行标识。

（4）支付安全：区块链技术可以对用户支付交易过程中的信息进行加密，从源头上防止消费痕迹被追踪，从而保护用户隐私；通过区块链对二维码、动态口令等支付信息进行防伪保护，从而保护用户的支付资金安全。

# 第七节 支付安全

第三方支付是互联网金融时代的衍生品之一，其通过与各大电商网络平台和银行签约，并与移动手机的APP和信息系统相结合使用。健康信息系统中的支付交易也建立在第三方支付的基础上，用户在使用支付的过程中不可避免地存在一些支付安全隐患，主要包括以下几个方面。

（1）支付信息安全：第三方支付中涉及的个人信息主要包括身份信息、生物特征及消费记录等。通常情况下，用户在使用信息系统前需要进行注册，注册时需要填写个人身份信息。

（2）资金安全：健康信息系统一般是基于智能手机进行使用的，由于移动支付不太受时间地点的限制，只要在连接互联网的情况下用户即可以通过移动端进行快捷支付。与PC端相比，移动端的防火墙安全防护能力较弱，这使得不法分子更容易通过智能手机实施犯罪行为。

# 第八节　应用安全

应用系统的复杂性导致安全威胁无法避免，一般包含三类威胁：①人为错误；②不可抗力的威胁；③技术层面的恶意行为。因此，保障应用系统的安全十分重要，本节主要阐述技术层面的应用安全，主要包括运行安全、系统自身安全、病毒威胁这三个方面。

## 一、运行安全

**1. 访问控制**　其是能够保障信息安全，保障授权用户获取所需资源，拒绝非法用户的一种保护机制。其通常以身份认证作为前提条件，涉及主体、客体和访问三部分。主体指操作行为的发起者，客体是被访问的对象，访问是指主体对客体的访问，如读取数据、存储数据、搜索文件、存储文件等。访问控制策略定义了主体对客体的访问规则，在制定时要考虑主体能够执行的操作及能够获取的信息，通过限制操作、限制信息获取和确定用户安全等级来尽可能避免突发事件和敏感信息的泄露，从而保障系统安全。

**2. 入侵检测及防御**　入侵检测技术可以保障计算机系统及其网络免遭非法攻击，其是一种动态检测技术，一旦发现入侵，能够随即做出相关反应措施，以避免或减少损失。其功能主要包括①通过实时查看主机日志、获取用户及网络数据来监控用户和系统活动；②监控网络或主机的数据流，评估系统关键资源的完整性，以监控是否存在入侵行为或异常操作；③在发现遭受入侵时及时记录，采取相应措施防御。

## 二、系统自身安全

**1. 操作系统安全**　操作系统是一组面向机器和用户的程序，是用户程序和计算机硬件之间的接口，可对硬件和软件资源进行管理。操作系统安全对计算机的安全起着巨大的积极作用，其包括硬件安全、对用户的标识和鉴别、对访问权限的控制、对文件进行安全等级评判，从而设置可信通道、对相关记录的活动审计、对重用对象的保护等。

**2. Web应用安全**　随着互联网技术的普及与发展，对于Web应用安全的防护也越发重要。Web应用可以对本地硬盘进行操作，因此对计算机及其系统会产生一定的安全风险。一般从两个方面展开攻击，一方面是对服务器系统漏洞进行攻击，无论何种系统，或多或少会存在漏洞，因此通过这些漏洞入侵服务器可获得相应权限。另一方面是对Web应用程序漏洞进行攻击，通过各种编程语言开发的应用存在安全漏洞，这些安全漏洞可能会被用来盗取计算机信息、篡改网页数据、攻击Web应用、获取服务器权限等。

## 三、病毒威胁

计算机病毒是指可以自我复制的电脑程序，它会消耗电脑资源，其载荷会引起不必要的活动，会破坏或销毁计算机中的相关信息，影响其正常使用。

# 第九节　管理安全

## 人员安全管理

**1. 医护人员**　医疗事故的频发导致医疗成本升高，但医疗事故其实是可以加以控制、避免的。因此，安全管理问题成为必须关注的医疗问题，如何减少医疗事故的发生率及加强医护人员对安全管理的重视成为研究的热点。在安全意识上，医护人员对安全的认知不足，特别是在对差错的报告、沟通反馈、人员配置、惩罚机制方面的认知不足。进一步研究发现，受年龄、经验、岗位的限制，医护人员的安全管理意识存在差距，面对发生的安全问题无法及时有效应对。医护人员对安全管理问题缺乏了解与缺少和其他岗位人员的沟通也有关，这也导致安全管理效率的低下。此外，还存在人员配置不够合理、安全管理工作不规范等问题。

**2. 后勤人员**　相对于医护人员，后勤人员也面临着安全管理上的问题。

在主观人为问题上，后勤人员年龄结构偏大，并且文化水平较低，加上医院对后勤人员的安全管理培训很少，因此后勤人员不能意识到安全管理的重要性，缺乏安全防护知识。另外，后勤岗位流动性大，后勤人员很难保持工作积极性，安全意识也难以提升。因此，后勤人员意识层面的不足可能引发安全风险，很可能成为病菌的传染源。医院的安全监管往往外包给公司，但公司管理人员并不了解医疗安全管理知识，容易忽略对安全细节的监督。

# 第十节　制度安全管理

营造安全的医疗环境需要建立合理的管理制度。下文从3个方面介绍各个制度上的安全问题及如何进行制度安全管理。

## 一、医疗信息安全管理制度

医疗信息安全管理制度是对医疗机构的患者信息进行全过程保障的制度。在医疗信息安全变得越来越重要的同时，其问题也日益突显。首先，虽然信息安全的管理直接涉及患者的隐私和医院的机密，但是医院更重视提高医疗服务水平。信息安全管理短时收效不显著，医院往往会忽视对信息安全的管理。其次，医院没有具体划分责任主体，只是把信息安全归为管理部门负责，其他岗位人员则对信息安全知识知之甚少。再次，信息安全管理制度尚不健全，缺少有效的监管和惩罚机制。最后，信息泄露的事件时有发生，促使医院必须设置信息安全应急预案，但由于资金、设备等不到位，医院难以形成有针对性的预案，因此当信息安全出现危机时无法有效配合。

（1）从内部加强对医疗信息的安全管理。医院要制定医疗信息安全管理的实施细则，使信息安全工作有章可循；不断完善各项设备或设施，并明确各部门的信息安全责任，通过明文规定使信息安全得到重视；改善管理模式中信息剥离的状态，以此提高信息系统的风险抵御能力及制度管理标准；加强安全信息的内部控制，信息部门需要对信息进行实时监测，及时清除有害信息，维持信息设备的正常运行。要加强对涉密信息的监管，并由专人管理，检查可能存在的隐患。

（2）从外部加强对医疗信息的安全管理。从制度上看，应该逐步完善风险评估机制，预判并注重防范危险因素；医院可以对信息网络设备加强安全监管，为信息管理创造一个安全的环境；通过建立分级制度来实施应急预案，一旦出现任何安全问题，应及时汇报，并根据其严重程度进行处理。另外，也需要根据不同部门的具体情况制订应急预案，并保证所有员工都熟悉预案的各个环节。

## 二、医疗质量安全管理制度

医疗质量安全管理现存在以下问题：大部分医院未形成有效的管理体系，没有一个对医疗质量安全进行实时评估的平台，也没有运用科学的管理方法和现代的质量管理理念。医疗质量安全的评价指标体系有待完善，还不能将各项指标明确分类和有效统一。许多医疗机构虽然根据《医疗质量管理办法》落实了第一责任人，但是并未履行三级质控，这使医务人员无法严格执行医疗质量安全管理制度，从而对医疗安全造成了危害。

在医疗质量安全方面，应建立信息化监管平台，对医疗质量进行评估与反馈。调整组织架构，形成全员参与、服务覆盖范围广的管理与控制制度。重视患者安全目标管理和核心制度的落实，积极开展医疗技术准入管理，有重点地加强对科室、人员的质量安全管理。例如，在手术方面要格外重视各个环节的安全管理，在技术规范和人员准入方面建立准入门槛，严格手术期的安全管理。坚持合理的检查、用药和治疗，对药品和耗材加强监管。设立住院服务中心，合理规范使用床位，加强日间病房和日间手术的流动使用，重视高危病房和科室的监控。

## 三、医院现金安全管理制度

现金是医院收入的主要构成部分，规范现金安全管理制度对于医院的长久稳定发展具有重要意义。但医院的现金安全状况不容乐观，主要体现在以下几个方面：首先，收费窗口设置不合理。不同窗口距离较远，在管理人员有限的情况下很难进行同时监管，容易漏检。其次，医院全天候运营，而现金送存具有时滞性，因此大量现金会滞留于收费人员手中，现金安全得不到保障。再次，由于缺少收费管理制度，收费规范难以统一，现金容易被非法挪用。最后，由于现金收付量大，无法逐一对现金进行审查。

在现金安全管理方面，需要统一规划收费窗口，采用责任分级化管理，并把责任细分到窗口收费员，建立现金安全的内部监管；设立现金二次收缴制度，每天由专人定时收缴，再由出纳查点，以巩固内部控制；公示收费详情，设立举报奖励制度；实行岗位轮换制度，提高人员工作参与度；建立现金安全管理平台，使收费人员的工作流程公开透明，确保经济活动合法合规，提高资金使用效益，深化运行效率效益指标考核，优化医院运行状态，使医院运营管理变得精准、高效、有力。

# 第十一节　安全治理

## 一、理论框架

安全治理不但是制度，更是价值共识。它是通过政府和各个社会主体的合作建立的卫生领域风险防控安全共识。安全治理有五个维度，分别是治理的主体、方法、要素、对象和阶段。这五个维度既发挥着不同的作用，又相互联系。对于安全风险，各个主体需要有完善的制度、完备的机制和政策保障，才能发挥各自的作用。政府也需要及时向公众发布卫生安全动态，这样不但能保证公众的知情权，还能拓展公众了解卫生安全的渠道，使全民参与到安全治理中来。同时，非政府组织也要运用好技术优势，为政府提供咨询服务，如图8-3所示。

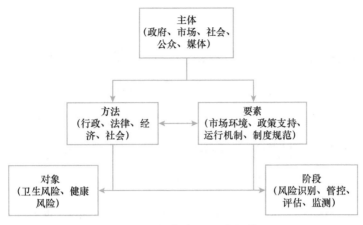

图 8-3　安全治理理论架构

## 二、医生行为安全治理

药品使用是否恰当，取决于医生的判断。相对于患者，医生具有这种信息优势，可以决定给患者开具何种程度的药品。开药的医生应该根据产品不同的药效，并考虑药品对患者的适用程度。医生需要衡量开药产生的收益与潜在风险，医生最终的决策应该建立在充足的信息基础上，保证患者充分了解药品的特性。这是因为对于非处方药来说，制药公司需要将药品的风险详情写在说明书上，以使患者充分了解药品的副作用，但处方药在销售时，制药公司只给开处方的医生说明情况，此时的医生扮演着中间人的角色。

正是由于这种信息不对称，使得患者不能详尽了解药品的风险，患者对药品的知悉程度完全取决于医生，此问题极易引发过度收费、过度医疗。相对于监管机构和患者，医生具备了很大的信息优势，再加上信息主体还涉及生产商、医疗机构，这些信息主体都有各自的利益需求和利益冲突。

对于以上问题，患者可以向不同的医生和专家寻求建议，来减少信息的不对称。不像购买普通商品，患者购买药品会产生更高的风险，这种风险会促使患者具有获取风险知识的意愿。如果隐瞒药品风险需要承担相应的代价，如信誉受损、接受处罚和罚金，就能约束这种行为，因此要加强行业规范、加大监管力度。另外，患者的知识水平也是一个重要因素，如果患者能对治疗方案有初步的判断，那么也会减少相应的风险。

## 三、药品安全治理

目前我国的药品产业基础还不稳固，产业结构的散乱繁多导致产品质量处于低水平，影响了药品整体的安全水平。药品监管也存在基础薄弱、人员短缺、设备老化等问题，监管资源与能力的欠缺使事前审批取代了监管，导致产业基础无法得到优化，监管效率无法提升。由于药品安全并未得到全社会的共识和重视，药品的价格、供应、监管的互联体系尚未形成，存在用药服务不到位、用药不合理等问题。同时，售卖假冒伪劣药品的违法现象丛生，社会不良环境严重影响了药品安全。

只有将药品安全与政策相结合，才能使监管与市场兼容，才能完成安全治理的现代化。首先，要明确药品安全的重要性，健康是人类发展的基本条件，药品对于健康而言是物质基础，需要重视药品安全。其次，要把药品监管归为公共安全服务。药品安全具有公共性，需要真正落实责任主体，把药品安全作为公共服务提供给全民。由于各地区的发展水平不一，公共服务需要建立基准、科学配置资源、巩固安全基础设施、划分监管区域。最后，要促进医药产业改革。药品政策具有时滞性，应按照数量、安全、质量的顺序制定药品政策，而目前我国的医药产业正处于数量向安全转变的阶段，需要守住药品安全的防线，并将药品质量作为中心目标，进一步提升药品质量。

# 第二篇
# 智慧健康各论
# ——主要功能子系统

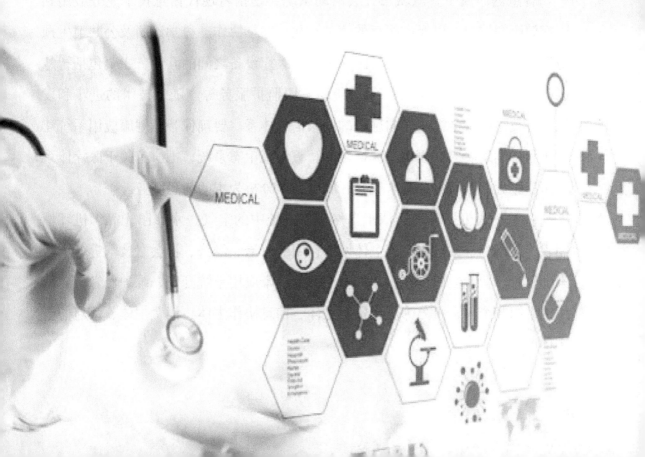

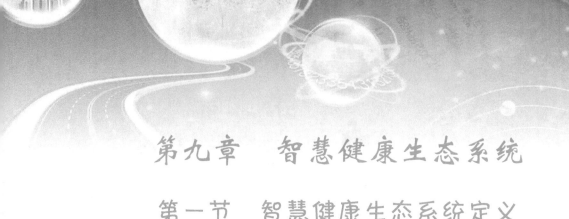

# 第九章 智慧健康生态系统

## 第一节 智慧健康生态系统定义

智慧健康生态系统可分为智慧健康生态主体和智慧健康生态环境两大部分，其中智慧健康生态主体类似于自然生态系统中的生物群落，是智慧健康生态系统的核心，其既包括健康资源的提供者、智慧健康应用系统的承建者和协作者、健康信息服务者、医疗消费者，也包括政府监管者。

智慧健康属于智慧城市社会活动系统，是指将现代信息技术充分应用到医疗健康领域中，以促进医疗的信息互联、共享协作、科学诊断及公共卫生预防等，实现患者、医务人员、医疗机构、医疗设备之间的互动，主要包括智慧医院服务、区域医疗服务、家庭组织健康监护服务等。随着技术的进步和发展，智慧健康将会构建面向患者的健康信息体系。要确保智慧健康应用系统建设顺利持续发展，必须构建区域性的智慧健康生态系统，把所有关于医疗体系和医疗服务的领域整合起来，并开展以数据分析为主的信息服务。

智慧健康生态环境类似于自然生态系统中的空气、水、阳光等无机环境因素，是影响智慧健康生态主体发挥作用的政治、经济、社会、技术等各类因素的集合。智慧健康生态主体即参与智慧健康应用系统开发、维护、管理和使用的组织和个人，可分为健康资源主体、信息协作主体、消费主体、政府监管主体四部分。

（1）健康资源主体：主要包括医院、病理中心、体检中心、检验中心、疾控中心、社会化健康管理中心、血站、医学院、药店、药品制造商、药品营销商等。它们是智慧健康生态系统中健康服务的主要提供者，相互之间既有纵向的联系，也有横向的联系。

（2）信息协作主体：主要包括智慧健康云服务平台、电信运营商、信息服务商、软件开发商、智慧健康方案解决商、运营维护商、终端医疗设备商、系统集成商等。信息协作主体是智慧健康生态系统的核心组成部分。它们通过医疗协作平台建设、专用软件开发、医疗信息传递加工、智能健康终端制造等为消费群体提供预约挂号、电子病历查询、传染病监测预防、远程医疗、健康预警、视频监护探视、家庭健康管理等产品和服务。

（3）消费主体：主要包括各类患者、体检人员、医学院学生等医疗服务对象，是智慧健康生态系统的消费群体。通过智慧健康协作平台、电信运营商、信息服务商，他们能够更加便捷、高效地从医院、体检中心等健康资源主体获得高质量的服务。同时，他们还会对信息服务商、家庭医疗智能终端设备商等提供的产品和服务进行选择，最终通过优胜劣汰的方式淘汰消费群体不喜欢的产品和服务。

（4）政府监管主体：主要是指各级卫生、信息化管理部门。它们组织论证审批区域性、智慧健康协作平台及其他智慧健康项目设计方案、建设方案，并推动其建设，对智慧健康应用系统和相关生态主体进行监督和管理，保障应用系统正常运转，确保医院敏感信息和个人隐私的安全。

智慧健康生态环境是指除智慧健康生态主体以外，直接或间接影响智慧健康建设和发展的各种要素的集合，包括社会环境、经济环境、技术环境、政治环境等。其中，社会环境是指智慧健康所处的社会人文环境、整个社会的人才结构、人才培养能力等，如社会对智慧健康的态度、公众网络习惯、医生对智能化设备和软件使用的熟练程度等。经济环境是指构建智慧健康所面对的当地经济发展阶段、发展水平、智慧产业发展基础、金融市场发达程度等，如人民的总体收入水平、高中低收入人员结构等。

技术环境是指建设智慧健康所依靠的通信技术、网络技术、云计算技术、物联网技术等所处的水平和科研机构的研发创新能力。政治环境是指各级政府部门对构建智慧健康的态度，政府部门的态度和积极性直接关系到智慧健康构建的成败。同时，政府部门在基础设施建设、资金保障、人才引进、产品采购等方面出台的政策法规也是智慧健康持续顺利发展的重要保障。

智慧健康生态系统的实质都是商业生态系统，其通过商业利益的形式把相关主体聚集在一起。James F. Moore 在《竞争的衰亡：商业生态系统时代的领导与战略》中首次提出商业生态系统的概念，认为商业生态系统是以组织和个人的相互作用为基础的经济联合体，是供应商、生产商、销售商、市场中介、投资商、政府、消费者等以生产商品和提供服务为中心组成的群体。同时由于"智慧"的存在，智慧健康信息化和信息的作用尤其重要，并贯穿于每个相关方，所以智慧健康生态系统又属于信息生态系统。鉴于以上认识，智慧健康生态系统可定义如下：各类健康资源主体（医院、体检中心等）、信息协作主体、消费主体（患者）等生态主体之间，以及与其周围政治、经济、社会、技术等外围环境相互作用、相互影响形成的具有自我反馈调节功能的、开放的动态平衡系统。与传统的医疗信息化相比，智慧健康生态系统更注重个体的多样性及其个体在整体中的定位发展，更注重体系的平衡和与周围环境的协调。

## 第二节　智慧健康生态系统主要特征

（1）完整性：智慧健康生态系统是一个包含众多不同种类、不同层次要素的完整整体，虽然同类主体中可以有不同的成员，但每类主体都不可缺少。若缺少某一类主体或某一种环境要素，价值链条、信息链条将可能断裂，进而影响整个系统的运行。

（2）动态性：智慧健康生态系统的各类主体和发展环境都是动态发展的，各个主体之间不断进行信息交换并相互影响，它们之间既有激烈的竞争，也相互协作，彼此依靠，通过反馈调整机制，最终实现整个系统的动态平衡。

（3）开放性：智慧健康生态系统是一个开放的巨大的系统，系统通过接纳和更新主体成员，保证系统各种功能的实现。同时，组成这个生态系统的所有成员都应该持有一种更开放、更包容的心态，共同搭建一个大平台，并依托这一平台共同进化。

（4）多样性：智慧健康生态系统多样性一方面是指系统参与主体的多样性，整个生态系统不仅有多类参与主体，而且每类参与主体中还有多个成员；另一方面是指产品与服务的多样性。并且，随着科技的发展，生态系统的参与主体成员及产品与服务的多样性会持续增长。

（5）协同性：智慧健康生态系统中的各个主体在相互作用中功能互补、共生共荣，由此形成良好的价值链条和环境体系，使价值循环、信息循环正常进行，推动整个生态系统的演化，从而获得系统整体功能大于部分之和的效果。

# 第三节 智慧健康生态主体之间的关系

智慧健康生态系统中存在以消费主体为终端的价值网络，价值网络中的医院、电信运营商、系统集成商、设备制造商、软件开发商、信息服务商、金融机构、咨询机构和科研机构等主体之间存在多种关系。

## 1. 智慧健康生态主体之间的关系

（1）共生关系：生态主体之间相互联系、相互依赖，缺一不可。他们一般处于生态链的不同位置，为提高资源的配置效率和市场竞争力，通过同类资源共享或异类资源互补等形式形成共生体。根据双方获利的对称性可将共生分为对称性共生和非对称性共生。

（2）竞争关系：在智慧健康生态系统中，处于相同生态位的生态主体会为争夺某种资源而产生竞争。竞争的结果是实现优胜劣汰，处于弱势地位的生态主体将逐步脱离原来的生态位，直至淘汰；处于强势地位的生态主体综合实力会逐步提升，牢牢占据原有的生态位。竞争分为种内竞争和种间竞争，种内竞争是同类型企业（主体）之间为争夺资源、争夺市场而进行的竞争，种间竞争是不同类型的企业之间为争夺资源、争夺市场而进行的竞争。

（3）协同关系：生态主体之间相互依存、相互协调，但彼此之间又能独立存在，它们通过挖掘有利资源取长补短，优化资源配置，协同创新，在提高自身能力的同时促进系统各项能力的共同进步。其与共生关系的区别在于，处于协同关系的主体之间依赖性不强，可以独立存在，而处于共生关系的主体依赖性较强，彼此不能分离而独立存在。例如，电信运营商与信息服务商之间、软件开发商与智慧健康方案解决商之间就是这种协同关系。

（4）寄生关系：多发生在一些平台型生态主体与较小的生态主体之间。一般情况下，一些平台型生态主体可以看作宿主种群，它们为智慧健康服务提供大的平台，中小型生态主体将平台型生态主体的资源、数据、通道进行加工利用，向消费主体提供增值服务。寄生关系是一种不稳定的状态，它并不会长时间存在，一般是在智慧健康应用系统建立初期，为了吸引相关企业主体加入而实行的一种优惠政策。时机成熟后，寄生关系会逐步向协同关系或共生关系演化。

**2. 智慧健康生态系统中信息协作主体的功能信息**　协作主体是智慧健康生态系统的核心组成部分，它们不仅是构建智慧健康的主要参与者，也为各类用户提供便捷高效的多样性、多元化产品和服务。信息协作主体参与智慧健康应用系统建设，主要具有以下两方面功能。

（1）参与智慧医院系统建设：对医院、病理中心、体检中心、医学院等健康资源主体进行信息化、智能化武装，提供建设运营管理外包服务，提高其信息化和智能化水平，使之更智能、高效、便捷。目前，多数医院已经建成或正在建设医院办公自动化、住院管理、电子病历、收费与药品协同、药品管理使用、医保接入、自助挂号收费等服务系统，可以向患者、医护人员提供更加便捷高效的服务。

（2）参与区域健康（医疗）协同服务系统建设：提高一定区域范围内医院与医院、医院与其他医疗机构、医院与患者、医院与卫生管理部门之间的协同协作水平，增强医疗服务的便捷便利程度和疫情监测预警水平。智慧健康云服务平台是区域健康（医疗）协同服务系统的中枢神经，由智慧健康方案解决商、软件开发商、信息服务商等各类信息协作主体开发建设，是进行数据共享、数据分析、信息服务的中心平台，多数医疗信息数据都要通过云服务平台来完成。通过区域健康（医疗）协同服务系统，可以向患者、体检人员提供预约挂号、信息查询、信息共享、双向转诊、移动护理、影像储存、健康监测、远程监护、远程会诊等多项服务，向卫生管理部门提供传染病监测、疫情监测、药品监测、医院和医生管理等服务。

在智慧健康生态系统中，对智慧健康应用系统建设运行起决定作用的主体一般称为关键种。关键种原指在生态系统生物群落中起主导和关键作用的物种。由于信息协作主体是智慧健康生态系统的核心组成部分，信息协作主体的关键种也是智慧健康生态系统的关键种。可以看出，信息协作主体中的智慧健康方案解决商和大型软件开发商是智慧健康生态系统的关键种，没有其支撑，智慧健康应用系统将难以建设运行，智慧健康生态系统更不会形成。整个生态系统的发展在很大程度上要依靠关键种企业的发展，关键种企业具有强大的辐射带动能力。关键种在智慧健康生态系统中主要具有以下几个方面的作用。

（1）帮助政府搭建公共发展平台：智慧健康方案解决商和大型软件开发商具有强大的技术积累、创新研发和问题解决能力，能够为智慧健康应用系统构建提供较好的解决方案，帮助政府等相关机构建立智慧健康云服务平台等区域性服务平台，进而为其他小型软件开发商、信息服务商、运营维护商等主体提供发展载体。

（2）带动技术进步：关键种凭借强大的技术研发能力，能够不断根据社会需求，实现智慧健康领域新技术的突破，然后通过人才流动、企业合作等多种形式实现技术的外溢效应，进而带动整个生态系统的技术进步。

（3）衍生出新的业务形态：智慧健康是一项新兴事物，智慧健康方案解决商和大型软件开发商在建设和运行过程中会不断衍生出新的服务业态，为新的生态主体提供寄生宿体，增加生态系统的物种。

# 第四节 智慧健康生态系统生态链

**1. 智慧健康生态系统生态链分析** 智慧健康生态系统的每个生态主体都有自己的生态位，处于相同生态位的主体相互竞争，处于不同生态位的主体互相协同配合，共同构成生态链条，最终归点都是健康资源、信息资源的消费者（即用户）。

**2. 硬件设备生产生态链** 为"芯片制造商—初级设备商—系统集成商—终端设备商"，通过硬件设备制造商及软件开发商的协同配合，生产医院智能医疗设备、家庭智能医疗设备、信息化设备等产品，为健康资源主体、智慧健康服务平台、用户提供硬件上的支持。其中，医院智能医疗设备主要提供给各级医院、体检中心、检验中心、疾控中心等健康资源主体，供医生、检验员等医务人员对患者进行诊断、检测和治疗；家庭智能医疗设备主要提供给家庭或个人，供消费者进行智能检测、监测和医疗报警；信息化设备是开展智慧医疗的重要辅助工具，主要向各类健康资源主体、智慧健康云服务平台提供办公电脑、服务器、存储器等设备。

**3. 软件主体协作生态链** 主要包括方案解决商、软件开发商、信息服务商等，它们构成的生态链较为复杂，几乎参与智慧健康的每一个环节。例如，方案解决商、软件开发商既服务于各类硬件设备商，为它们提供嵌入式软件，又服务于各类健康资源主体，为智慧医院建设提供解决方案和操作软件，同时，还服务于智慧健康云服务平台，为区域医疗协同系统、数据共享、大数据开发提供解决方案和操作软件。但软件协作生态链的主链条是明确的，即"软件开发商（方案解决商）—健康资源主体（智慧健康云服务平台）—信息服务商—用户"，软件协作主体的活动基本上都是围绕此链条展开的。

**4. 健康资源主体协作生态链** 种类较多，但链条通常比较短小，其大致可以分为两类。一类是医院、检验中心、病理中心、医学院等医疗机构之间的协作链条，医院与区域检验中心、病理中心、影像中心、医学院之间通过软件协作主体提供的信息化服务进行医疗协作、远程教学等。另一类是社会化健康管理机构与医院、知名医生之间的协作链条，社会化健康管理机构借助医院、知名医生的力量，为其重点客户和网络会员提供健康咨询、诊断、治疗等服务，形成"医院（医生）—社会化健康管理机构—患者（会员）"的生态链条。

**5. 生态链发展状态**　目前，硬件设备生产生态链的各生态主体成长较早，技术开发模式、协同配合程度、商业运营模式等都已比较成熟，此生态链处于相对均衡的稳定状态。软件主体协作生态链是近年来逐步发展的，成长较晚，社会需求理解、技术标准制定、开发建设模式、商业运营模式还处于探索尝试阶段。各生态主体自身定位还不清晰，整体技术实力、解决能力仍然相对不足，随时面临着竞争失败而退出市场的压力，相关生态主体进出市场较为频繁，外界条件的变化也会引起较大的波动。健康资源主体协作生态链也是近些年医疗信息化水平提升以后才初步形成的，其各主体之间的合作仍然相对较少，合作模式相对单一，社会化健康管理机构暂未被人民大众广泛接受。从发展趋势看，软件主体协作生态链、健康资源主体协作生态链会越来越丰富，参与成员会越来越多，生态链条会更加多样化。智慧健康应用系统建设不是一家单位、一个企业的孤立行为，要充分考虑各类企业之间纵向、横向的关系，充分考虑政府部门监管和外部环境等综合因素，以形成一个持续健康的生态系统。

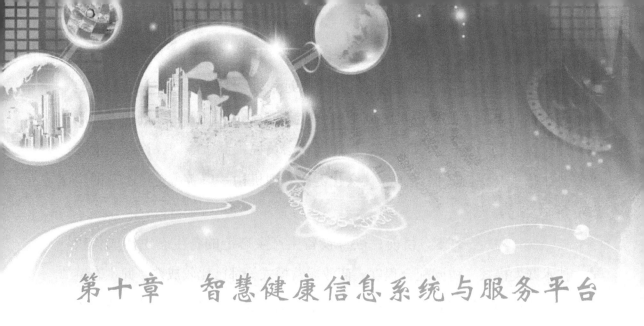

# 第十章 智慧健康信息系统与服务平台

智慧健康信息系统与服务平台是由智慧健康方案解决商、软件开发商、信息服务商等各类信息协作主体开发建设的，是进行数据共享、数据分析、信息服务的中心平台，多数医疗信息数据都要通过云服务平台完成。通过智慧健康信息系统与服务平台，可以向患者、体检人员提供预约挂号、信息查询、信息共享、双向转诊、移动护理、影像储存、健康监测、远程监护、远程会诊等多项服务，向卫生管理部门提供传染病监测、疫情监测、药品监测、医院和医生管理等服务。

信息协作主体是智慧健康系统的核心组成部分，它们不仅是构建智慧健康的主要参与者，也为各类用户提供便捷高效的多样性、多元化产品和服务。信息协作主体参与智慧健康应用系统建设，主要具有以下两方面功能。

（1）参与智慧医院系统建设：对医院、病理中心、体检中心、医学院等健康资源主体进行信息化、智能化武装，提供建设运营管理外包服务，提高其信息化和智能化水平，使之更智能、高效、便捷。目前，多数医院已经建成或正在建设医院办公自动化、住院管理、电子病历、收费与药品协同、药品管理使用、医保接入、自助挂号收费等服务系统，可以向患者、医护人员提供更加便捷高效的服务。

（2）参与智慧健康信息系统与服务平台的建设：将会提高一定区域范围内医院与医院、医院与其他医疗机构、医院与患者、医院与卫生管理部门之间的协同协作水平，增强医疗服务的便捷便利程度和疫情监测预警水平。

# 第一节　智慧健康信息采集与集成系统

（1）信息集成：自动化的流程将各个参与单位的健康数据信息进行综合治理，并与区域电子病历（EMR）和其他数据源进行双向数据交互与集成，充分利用已有信息系统并强化企业信息安全规范。统一管理患者健康信息及健康计划，从而为健康照护团队提供患者的健康全景视图，如图10-1所示。

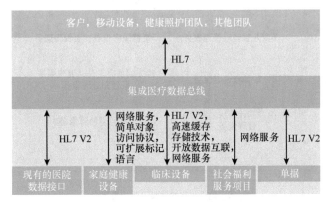

图 10-1　信息集成后的全景视图

（2）临床系统的数据集成：遵循标准的信息安全规范与现有的临床信息系统进行双向数据交互与集成；健康照护团队从临床系统接收临床数据；支持健康照护团队更新数据到源临床系统。

# 第二节　基层医疗服务信息系统

基层医疗卫生机构管理信息系统按照《基层医疗卫生信息系统基本功能规范》设计，是以满足城乡居民的基本卫生服务需求为目的，满足城乡居民健康档案管理、基本医疗服务、基本公共卫生服务、基层卫生管理、健康信息服务及医疗卫生服务协同要求的信息系统。其可提高基层医疗卫生服务的能力和工作质量，提升基层医疗卫生服务管理水平，如图10-2所示。

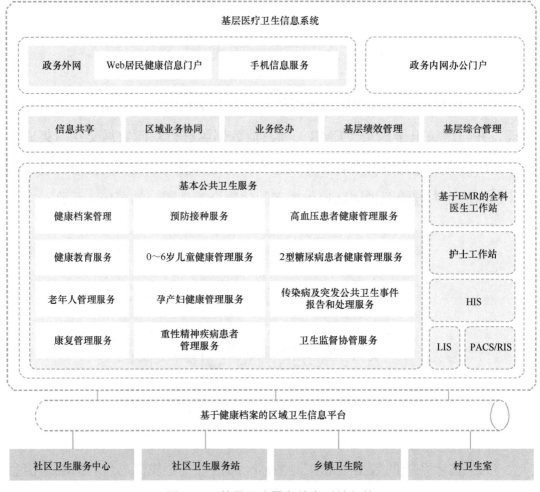

图 10-2　基层医疗服务信息系统架构

## 第三节　妇幼保健信息系统

妇幼保健信息系统符合《妇幼保健信息系统基本功能规范》的要求，以服务居民个人为中心，以强化妇幼健康管理为目标，构建覆盖妇幼保健机构、医疗服务机构、基层医疗卫生机构的妇幼保健服务与管理网络，支持对妇幼保健对象提供长期、连续服务和追踪管理，提高妇幼保健业务监管与决策水平，推动妇幼保健事业健康快速发展，如图10-3所示。

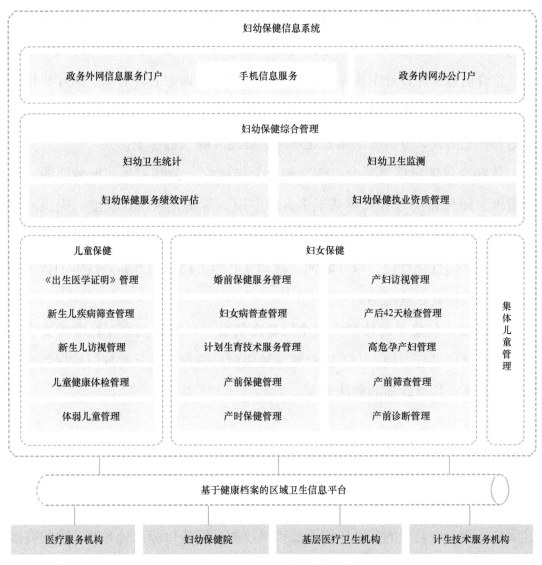

图 10-3　妇幼保健信息系统

# 第四节　全民健康信息平台

全民健康信息平台接收来自数据中心和各类业务系统的业务或管理数据，进行数据汇聚和分发，为各类接入应用提供技术支撑，统一各类数据标准，实现数据共享交互。全民健康数据中心主要包含居民主索引库、全员人口信息库、电子健康档案库、电子病历数据库和卫生计生资源库等五大数据库。依托区域内医疗卫生数据建立五大数据库，为全民健康信息平台的各项应用服务提供数据支撑。

全民健康信息数据来源于各级医院、基层医院、公共卫生专业机构等机构内的生产性业务系统，通过接口技术采集市内各级医疗卫生机构的业务数据，整合信息资源，经卫生专网汇聚至全民健康数据中心。对基层医疗机构现有的基本医疗和基本公共卫生系统按照全面健康信息化整体要求进行全面升级改造和补充完善，夯实底层信息化基础，提高互联互通水平。

依托全民健康信息平台，建立健全分级诊疗、公共卫生、区域协同、综合管理、便民惠民等五大类基于平台的应用，落实分级诊疗制度，提供同质化、均等化的医疗卫生服务，促进区域内医疗卫生资源共享和业务协作，为管理部门提供信息化监管，以互联网、移动互联网、物联网等新兴技术创新服务模式提升居民就医获得感。

全民健康信息平台按照上级全民健康信息平台的数据交互标准和要求，通过平台接口进行对接，交互医疗智慧健康信息数据，满足跨部门数据共享和省、市级平台信息联动的整体要求。

# 第五节　健康医疗大数据分析平台

（1）大数据仓库平台：建立健康扶贫和人口健康的大数据仓库，统一为健康扶贫和人口健康的各种应用系统提供数据；屏蔽目标系统对源系统的直接数据需求，建立统一、层次合理的数据模型，集中管理健康扶贫和人口健康的信息资产；大数据仓库平台分为三个层次：贴源数据层（ODM）、基础数据层（FDM）、公共汇总层（ADM）。

（2）数据整合平台：建立标准化的数据采集、数据整合、数据转换的数据实时同步转换（Extract-Transform-Load，ETL）体系，建立数据实时同步转换/ETL调度和监控平台。

（3）数据治理（数据管控）：逐步形成完善有效的数据治理机制，包括数据质量管理、数据标准管理、数据安全管理等内容，为健康扶贫和人口健康提供准确、全面、可靠的数据资源，使人口健康数据处于整体有序管理的状态。

（4）数据接口服务：快速提供系统之间的批量数据服务；合理地在数据线上分配数据加工功能，保证数据处理的高效、准确。

（5）报表和数据分析：构建统一的数据分析集市，为各个应用系统提供直接和间接的数据展现服务。建设各种数据分析系统，包括健康扶贫和人口健康报表系统、管理数据驾驶舱系统、移动BI系统、自助查询系统等，如图10-4所示。

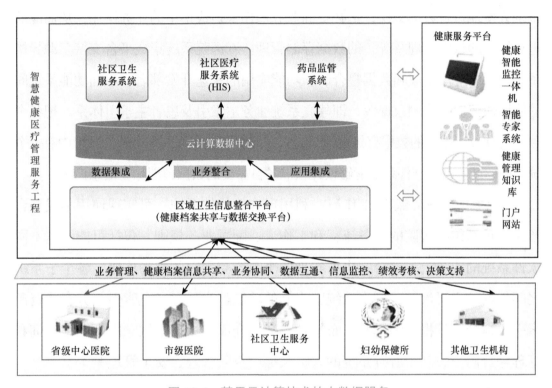

图 10-4　基于云计算技术的大数据服务

# 第六节　智慧医院信息集成平台

智慧医院信息集成平台的建设思路如下：架构一个统一的个人、医院及科室的门户，通过统一门户给不同岗位、不同角色人员展示不同的工作平台，该门户既可以通过连接到集成平台上的分布式的应用服务器群（新的应用），也可以直接连接到集成平台（集成的应用）。分布式应用服务器群通过集成平台实现了患者主索引和分布式资源索引、人员及系统权限管理、安全管理、报表及数据挖掘功能。当然，应用服务器也可能直接通过集成平台调用集成的系统功能，合成新的应用。

（1）通过集成平台可实现：①协调各个子系统之间的数据，实现数据共享及一致的数据对象。②对业务流程的监控、管理及控制。③抽象出各个子系统的功能，重用它们，达到复合应用、降低开发成本的目的。④实现对业务行为的监控，并对一些事件做出相应的反应。⑤完成对元数据的抽象，从而能够和其他系统方便地进行数据交换；把必要的业务操作映射成集中的业务操作，从而能够进行统一的权限管理及统一的数据存储管理。⑥医院系统集成平台支持多源异构系统之间的应用集成和数据整合、新功能应用的快速开发部署、不同功能系统间的协同通信。⑦协调数据源，即建立系统业务主索引及患者主索引体系，把各个独立的软件、系统的数据有机地组织起来，能够实现在医院整个软件环境中有一个统一的标准，各个软件系统能够彼此获取各自需要的数据，消除"信息孤岛"。

（2）重整业务流程/工作流：利用现有的软件系统，可实现使用集成平台产品、重新组织医院的业务流程和工作流、配置业务规则，包括可能跨越不同软件系统的业务流程整合。也可实现各个系统与平台的平滑连接、各个子系统之间数据的平滑流转、各个系统工作站的功能整合（患者主索引、分布式资源索引、综合统计报表编辑和发布平台、数据仓库和数据挖掘、内部网络查询和管理综合门户、基于所有系统的人员及部门权限管理、安全管理等）。

（3）复合新的应用：利用原有软件系统的功能，以最小的成本开发、建立新的应用系统，包括不同系统的应用界面集成等业务功能模块组合。其为今后的其他系统开发提供系统集成和数据交换平台，如门诊临床路径管理、医疗过程质量监控、住院标准化流程管理、合理用药管理、手术麻醉管理系统、患者监护系统、医护移动查房系统、医技科室诊断知识库的查询、临床科室知识库积累和查询、临床文献知识库应用。

（4）业务行为监控：能实时掌控整体业务运行，能够对关键的业务行为及相关的事件做出实时反应，能够自动反馈并执行分支业务流程。

要实现上述标准和功能，各业务系统要满足以下条件：数据结构完全公开，有完善的数据结构说明书（必需），提供必要的API及相关源代码、文档，源代码要能够保证通过采用面向对象的设计和开发方式正确编译，最好符合SOA（面向服务的架构）思想，有完善的接口文档。

## 第七节　健康服务云平台

健康服务云平台的建设基于云计算技术的健康管理数据平台，将整合好的智慧健康业务部署于平台之上，实现真正的健康云管理。整合信息化资源、搭建基础网络和数据中心、IDC/ICT（互联网数据中心/信息和通信技术）业务应用等将有效激活产业资源，奠定产业转型有利地位；健康管理业务的技术实现、运营支撑等包括系统建设、人员培训、服务支持等。

健康服务云平台的核心主旨是"政府搭台、企业唱戏"，深度配合政府对整个管辖区域的信息化和健康服务，并以此进行总体规划，实现顶层设计。如图10-5所示，基于健康城市数据平台，建立便民服务、家庭医生服务、医疗分级服务、居民健康管理、运营管理等服务体系，形成健康城市O2O流程产品，可满足政府医疗卫生的核心需求，提高患者医疗健康服务体验，提升医护业务执行效率等。

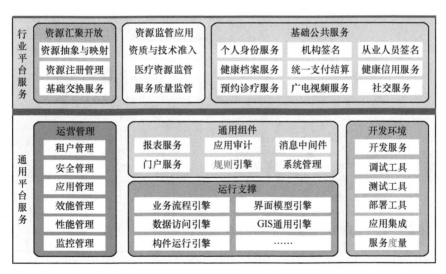

图 10-5　健康服务云平台功能模块

借力医改政策，利用互联网+医疗健康服务模式，建立统一的数据平台，在线上连接基本医疗、公共卫生、增值服务等医疗健康管理业务，与线下前往实体医院就诊、家庭医生签约相结合，并通过（结合医保的）线上支付使得线上服务流程能够有效落实。

实现患者的有序分流：初诊患者通过平台精确导诊定位到适合的专家资源，或预约自己的家庭医生，由家庭医生根据患者病情需要决定是否要转诊至上级医院专科医生处。另外，复诊患者可以通过音视频通道与医生进行远程问诊。医生结合居民电子健康档案给出线上问诊意见并开具电子处方。对于日常生活中遇到的健康问题，居民能够通过平台与自己的家庭医生进行咨询互动。

如图10-6所示，要实现全社会级的健康档案数据共享服务，需要从各个医院机构间分散的流程中把针对患者的全流程医疗与健康管理服务连接起来。通过互联网思维建立全新可落地的医疗健康全过程管理机制，使医院、医生和患者紧密联系、加强沟通，满足大众便捷就医、深度医疗、健康管理的需求，同时有序分流患者，提升患者满意度，并实现医疗服务延续扩展，完善公共卫生服务体系，打造富有生命力的健康城市云服务生态圈。

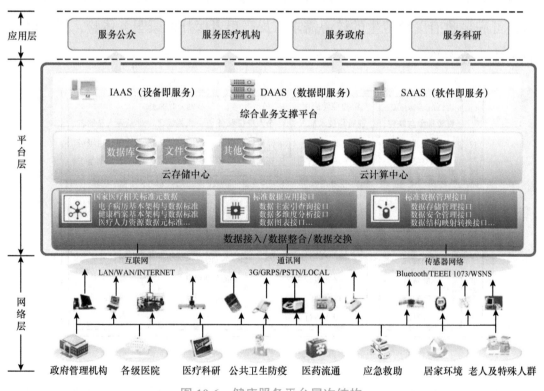

图 10-6　健康服务平台层次结构

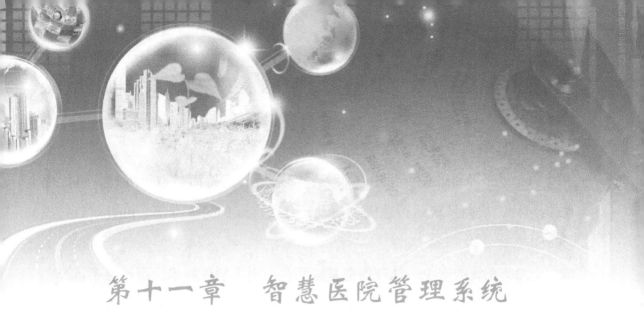

# 第十一章　智慧医院管理系统

## 第一节　智慧医院简介

近年来，各个大型医院步入一个快速增长期，医院正逐步实现医院管理的科学化、现代化、数字化，与国际、国内信息化建设的新技术接轨。医院目前已经建成一套完整的HIS、PACS等应用系统，其在医院的实施必将推动智慧健康信息化系统的建设，并提高到一个新的阶段。

为了满足医院各种应用的要求，可在医院现有局域网的基础上架构无线网络及5G网络，并建立信息传输的硬件平台；为系统应用前端配置智能手机等工具，建立智慧医院系统，实现应用实时化和信息移动化，培植中间件技术，建立面向服务的通用数据交换平台，建立统一架构的医院无线应用体系，便于现在应用系统的维护和未来系统的开展。转变医院临床和管理的工作模式，优化医院临床和管理的工作流程，全面满足医院的诊疗、护理、管理需求，可降低人力资源投入和耗材成本，提高医院的工作效率和管理水平。保障患者就诊即时性，提高医院可移动性、运营效益，提升医疗质量、医疗安全和患者满意度，提升医院品牌。

智慧医院系统利用最新的互联网和物联网技术，能够同时满足居民用户、医护人员、管理部门等多方医护需求，是一个综合信息服务平台。该平台能够为居民提供便捷的就医帮助、精确高效的健康管理服务，缓解居民看病难、看病贵的问题；为医生提供解决医患关系问题、提升健康管理服务的有效途径，为医院提供资讯宣传及产业发展的渠道，为政府主管部门提供及时有效的决策依据与监管手段。

智慧医院系统的主要特点如下所示。

（1）部署和维护可集中在服务器端进行，支持海量数据处理，可优化数据结构，提高系统运行速度，建设、升级、维护简单方便，可有效节约投资成本。

（2）系统内嵌统一认证服务基础平台，引入插件技术，可扩展子系统，各个应用系统按统一平台、统一标准进行设计，所有用户"单点登录，全网通行"，完全打破"信息孤岛"的局面。

（3）开放标准的接口规范，第三方厂商的产品只需符合这个接口规范就可以实现与统一桌面的无缝集成。

（4）统一桌面基于角色进行功能、界面的安全控制，用户可根据自己的业务范畴、权限进行个性化桌面设置。

（5）使用同一个基础数据库，数据实时同步，调用数据更加简单、高效。

（6）实现各级医疗主管部门和医院的信息化管理，以及对患者基本信息、健康状况、就诊结果等情况的网络化管理，有强大的统计报表和查询功能。

（7）患者通过手机APP登入相应服务应用，可以及时了解自身的健康情况、检查情况和健康检测数据等，加强对自身健康情况的了解，结合医生的督促和指导实现医患医疗业务融合，以患者为中心，提升医疗用户的体验。

（8）医生通过智能手机APP浏览方式可实现医患沟通、慢性病随访、设备租赁等功能，从而加强医护能力，共享优质医疗资源。

# 第二节　预约诊疗服务管理系统

预约诊疗服务管理系统

预约诊疗服务管理系统（图11-1）是以患者为中心开展医疗服务的重要改革措施。区域统一预约挂号系统整合区域内大型医疗机构的预约挂号资源，使每一位居民都可通过各种途径方便地预约挂号，这对于方便群众就医、提高医疗服务水平具有重大意义。系统特性：集约式的预约挂号资源池，基于云计算的预约挂号服务；可按专家、专科、医疗机构自助预约挂号；支持集成各种在线支付：银联、银行、第三方支付平台提供手机预约诊疗APP；提供黑名单管理和爽约管理。

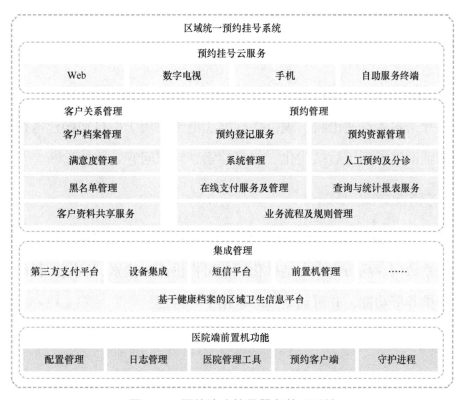

图 11-1　预约诊疗挂号服务管理系统

# 第三节　智慧健康临床决策支持系统

智慧健康临床决策支持系统利用最前沿的人工智能技术使大数据和人工智能相结合，其可普及医学领域的专家知识和经验，辅助医生为患者做出精准的诊断，制订适合的医疗方案，提高诊断治疗效率和患者体验。

## 一、临床决策支持系统

临床决策支持系统提供临床诊断辅助模块、检查检验辅助模块、合理用药辅助模块、重大疾病风险分析模块、相似病例推荐模块和病历建议及回写模块，涉及的技术主要包括医疗管理决策智能化和医院运营管理决策智能化。医院运营管理系统（hospital resource planning，HRP）建设是实现管理决策智能化的重要基础，已成为大型综合智慧健康信息化建设的热点。其通过建立强大的管理数据仓库、成本核算、综合绩效评价和辅助决策支持等系统，支持医院实现精细化管理和管理决策科学化。

## 二、医学知识图谱引擎

医学知识图谱是实现智慧医疗的基石，其通过知识挖掘及知识融合技术在各类医疗语料（论文语料、规范、标准、电子病历）中自动构建医疗知识图谱，用来辅助电子病历后结构化、信息检索、知识问答、智能诊断。

## 三、病历语言理解模型

基于医学知识图谱和病历自然语言理解技术，将病历数据结构化为特征-疾病的关系数据。病历文本在结构化后便可提供高级检索、回顾性科研分析、相似病历推荐等功能，并可辅助临床数据中心构建。

## 四、诊断计算模型

基于动态贝叶斯网络模型支持对多维度和多特征的输入进行推理和计算，如年龄、性别、症状、体征、检查、检验等维度特征的组合计算，并融合文献资料和临床数据生成专家知识，进行诊断决策。

## 五、医学影像人工智能分析系统

目前大型医院、医联体、区域医学影像中心/协作平台影像数据常达到数百TB甚至PB级，采用传统存储架构（如FC-SAN/iSCSI等）的费用极高，即使是高性能的FC-SAN，其网络带宽和处理能力也难以达到PB级数据的快速处理和传输要求。另外，常用的"在线-近线-离线"三级存储模式的离线数据大多存储在磁带库中，可用性较差，历史数据不能实时获取。本平台基于大数据技术，构建了低成本、高性能、高度可用的大型医院、医联体、区域医学影像中心/协作平台，并基于最新的深度学习等人工智能技术和GPU架构，提供了丰富、高准确度、实时的影像智能分析应用，可自动对病灶进行标注，并自动完成病灶定性诊断，包括肺癌判断、CT肺结节智能标注、眼底影像脑卒中分析、儿童骨龄判断等。可实现医疗影像的跨院、跨区域、跨个人的互通与共享，极大地提升区域影像协作体验，使医疗资源得到均衡共享，并有效辅助影像医生更加高效、准确地完成病症诊断。

　　医学影像人工智能分析平台可对患者的历史诊疗数据、医学检查和医学检验数据进行智能分析并给出辅助诊断结果，将患者信息更好地呈现给医生，并给出定量结果。其在承接专科医生烦琐的机械性劳动的同时，解放了专科医生的双手和时间，使得医生可以将更多的时间专注于自身技术的提高及临床科研。人工智能中的机器学习和数据挖掘技术也可充分帮助医生从传统的数据中挖掘出新的研究点，并提供新的研究方法和研究工具。

　　通过"赋能"，人工智能可以让三甲医院的医生提高工作效率，也能够让基层医院的医生通过人工智能得到来自专家医生的意见指导，提高诊疗水平，这将大大改善当前我国医疗资源不足、优质医疗资源分布不均等现状。在大量采集、整理医学数据的基础上开发智能化的数据处理工具，替代医生完成重复性、监测性的初级工作，在诊断和研究中为医生提供初步处理结果，减少低端的体力劳动；同时，平台对医疗、数据分析等企业开放，通过数据共享、技术沟通和产学研合作，培育智能医学产业生态，建立行业标准和规范。人工智能可改进患者就医体验，提高医院的管理效率，将粗放型管理转化为精细化管理，从存量管理转向增量管理，如图11-2所示。

　　人工智能医学智能分析平台对医院内的检查检验数据进行人工智能建议，将结果返回医院系统服务器，医生可根据人工智能建议进行诊断，同时也可将诊断结果反馈给人工智能分析平台，以更新人工智能的正负样本库，从而改进人工智能模型，使人工智能从医生诊断结果中学习到新的知识。

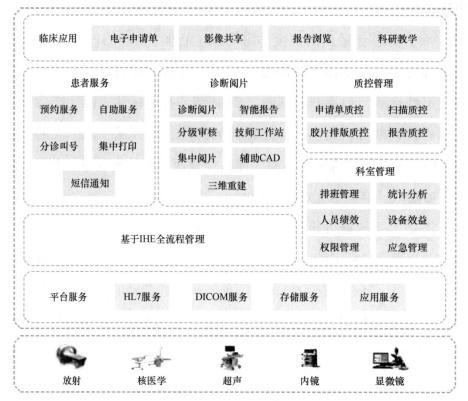

图 11-2  医学影像人工智能分析系统

该系统的具体特征如下所示。

（1）完全支持放射、核医学、超声、内镜、病理所有影像科室的设备连接与管理。

（2）影像加载与浏览极速体验，海量数据实时重建。

（3）报告内容智能校验，报告内容留痕，可随时调阅及复制历史影像和报告。

（4）全院一体化集成，病患资料随时可得。

## 六、医学影像归档与传输系统

随着可视化技术的不断发展，现代医学已越来越离不开医学影像信息，影像数据是医院数据最大的一块，占比超过90%。庞大的影像数据给医院信息存储、传输、调阅带来巨大的压力，医疗影像存储与传输系统（picture archiving and communication system，PACS）成为现代医学放射学实践的基本技术和基础设施中重要的一部分，在临床诊断、医学科研等方面发挥着极其重要的作用。医学影像存档与通信系统（XYPACS）是在医院影像科室应用的专业系统，其主要任务就是把各种医学影像（包括磁共振、CT、超声、X线机、红外仪、显微仪等设备产生的图像）通过各种接口（模拟、DICOM、网络）以数字化的方式海量保存起来，当需要的时候在一定的授权下能够很快地调回使用，同时增加一些辅助诊断管理功能。

**（一）医学影像归档与传输系统的主要特征**

（1）HIS与PACS的无缝连接，实现申请单与报告单自动化。

（2）Worklist服务，强大的影像处理和分析功能。

（3）影像获取支持DICOM标准和非DICOM转化。

**（二）医学影像归档与传输系统的主要模块**

**1. 申请与预约登记模块**　与HIS系统无缝对接，预约过程自动产生预约号和检查号，待检项目一目了然，让患者、医护人员做到心中有数。

**2. 影像采集模块**　实现滚动采集，前后台同时操作。任何非标准电视信号都能显示、捕获采集。

**3. 影像存储模块**　即采即见，冻结、保存图像瞬间完成，不影响正常的检查和观察。能够对特殊性患者进行存储和回放图片。

**4. 影像传输模块**　利用新式扫描仪将图像转换成标准数位档案并传送至医生工作站及远端服务器。

**5. 影像处理**　实现影像对比及明暗度调整、影像灰阶范围调整及存储、动画电影显示、"蒙太奇"显示，可选择局部放大影像或原图放大或缩小，提供四种影像对比功能、测量直线距离、矩形不规则状面积及三点与四点角度测量影像修改功能。

**6. 分析诊断报告模块**　能立即查询患者的放射报告、协助医生判读病情，并可制作图文放射报告。

**7. 临床查询模块**　与医生工作站实时连接，医生能够快速获得影像图片、影像分析。

8. 远端阅片模块　支持Internet、微信、移动APP进行远程阅片，实现医院与医院之间的图像及患者信息的传递，实现医院国际上的科研交流合作和远程会诊。

9. 统计分析模块　万能统计报表，包括总体统计、分类统计、收费统计、人次统计等，可生成直方图、饼图。可进行任意条件组合多层次深入统计。

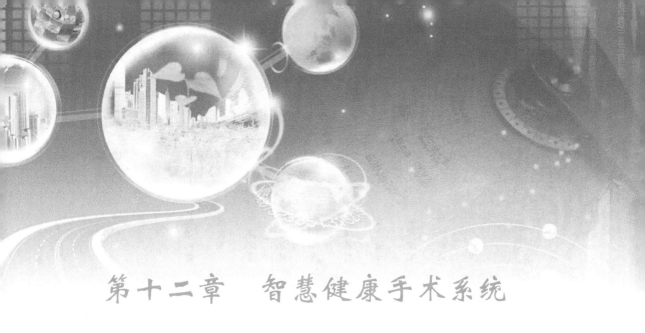

# 第十二章 智慧健康手术系统

手术室是医院各个科室工作交叉汇集的一个重要中心，其在时间、空间、设备、药物、材料、人员调配的科学管理、高效运作、安全质控、绩效考核方面都十分重要。

## 第一节 医院手术室智能化管理系统

医院手术室智能化管理系统主要采用电子计算机通信技术、信息化技术、RFID技术、生物识别技术及数据库等实现手术室人员的信息登记；实现人员权限分类、手术室衣物发放与归还；实现智能更衣鞋柜—智能发衣鞋柜—智能回收柜—后台数据（服务器）—手术室—手术人员之间的流程简化与高效运转。

数字化手术室以"手术安全挽救患者生命"为目标，基于"三级医院等级评审标准"，通过对患者信息、临床信息、设备信息、手术室资源信息、费用信息、物流信息的全面无缝集成和共享，实现基于电子病历的围手术期全流程管理，提高手术业务协作效率，保障手术安全，提升医疗质量管理水平。

该系统可以提供手术分级管理，过程覆盖术前、术中、术后的围手术期全业务管理和环节质控。基于电子病历的临床信息一体化集成，支持手术麻醉病历文书电子归档无缝接入监护仪、麻醉呼吸机、输液泵、导航仪等医疗设备，还可提供术中医嘱、术后计费、高值耗材零库存管理与使用跟踪，如

图12-1所示。

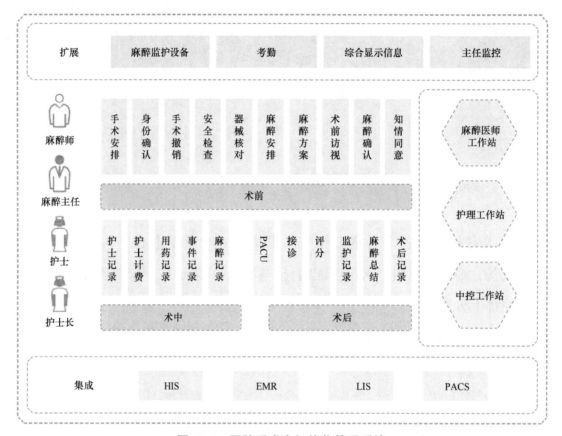

图 12-1 医院手术室智能化管理系统

传统手术室存在的问题如下所示。

（1）传统手术室的更衣流程烦琐、耗时长；医生取手术服、工作鞋需要先在取物区进行手动登记，然后到达更衣室将衣物进行更换，再放置到更衣柜内。过程中容易发生误领、冒领等情况。

（2）物品容易丢失，且无迹可查；手术室及医院工作服容易丢失，但是在哪个环节丢失无法查证，医生护士只在取物、还物的时候签字，且时常因为情况紧急而发生漏签等情况。

（3）人工管理分发物品并不能保证物品的安全，手术室衣物都需要消毒，在保证高洁的前提下才可让患者使用。

图12-2为智能化手术室系统整体架构，包括手术室、准备室、数据库、管理部门、系统接口和更衣室。

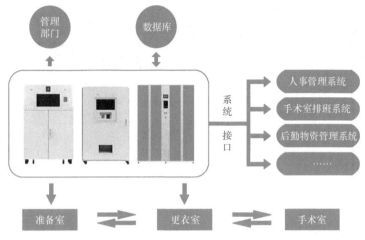

图 12-2　智能化手术室系统整体架构

智能存衣柜：医务人员通过感应授权的IC卡、人脸识别、指纹开关柜门，与柜子形成绑定的关系，并记录使用者信息、存取操作、时间信息、使用卡号、所有操作等；若管理员出于管理原因需要开门，可通过电子密钥核实身份进入管理界面，实现开箱、锁箱、清箱等操作，可通过远程网络进行柜子监控、数据统计等管理，柜子处于异常时会有提示（图12-3）。

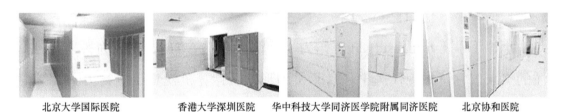

北京大学国际医院　　　香港大学深圳医院　　华中科技大学同济医学院附属同济医院　　北京协和医院

图 12-3　各大医院智能存衣柜现场实景

智能回收单元：医务人员将手术衣投入回收箱，系统会自动识别人员身份，自动记录衣物归还信息，并将信息回传至系统，当回收箱的污衣数量超过设定值，回收箱屏幕会弹出提示信息，让工作人员及时清理，整体流程图如图12-4所示。

与传统手术室相比，医院手术室智能化管理系统优化了手术室的工作流程，提高了医护人员的工作效率，手术室内洁净度得到了有效控制，手术室的管理更加规范化、精细化，同时有效降低了手术室管理成本，对控制手术感染、提高手术质量具有重要的作用。

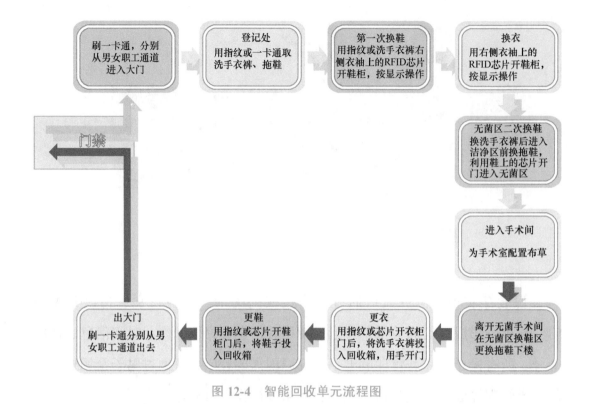

图 12-4　智能回收单元流程图

# 第二节　虚拟手术系统

虚拟手术（virtual surgery）作为一个重要的研究方向，正成为科学家们关注的焦点。它是集现代医学、计算机图形学、计算机视觉、生物力学、材料学、机器人等诸多学科为一体的新型交叉研究领域。

1. 虚拟手术系统对医生的帮助　医生可以通过虚拟现实技术来模拟、指导医学手术所涉及的各种过程，包括手术计划制订、手术排练演习、手术教学、手术技能训练、术中引导手术、术后康复等。

以目前流行的腹腔镜微创外科为例，这种手术通过在患者腹部开孔，将手术器械和摄像头深入到腹腔内，医生从电脑屏幕观察腹腔状况并操作手术器械，这种手术方法能够极大程度地减小创口，减轻患者的痛苦，缩短患者的康复时间，给患者带来了福音，却对医生提出了更高的要求，医生必须经过充分的训练才能培养眼手协调能力，胜任相应手术。

医生借助VR手术模拟器进行手术训练及规划，可降低手术训练及治疗的成本和风险，减少医生在教学中对动物和尸体的依赖，提高临床医学诊断、治疗的技能和精度，使高难度手术得以更快的普及，减轻患者的治疗痛苦，缩短患者的滞院时间，降低医疗支出。这些对于发展我国高性能医疗器械、改善医学水平发展不平衡的现状、降低医患矛盾都具有重要意义。

**2. 虚拟手术系统革新临床领域**　作为承载"VR+医疗"的重要技术载体，虚拟手术系统（virtual surgery system）通过在医学教育培训、术前规划、术中导航及新式医疗技术的转化等多层次的应用实践，助推人类临床领域产生新的变革。

从医学图像数据出发，应用计算机图形学重构虚拟人体软组织模型，模拟虚拟的医学环境，并利用触觉交互设备（力反馈器）形成与之交互的模拟仿真系统，为医生提供了一个虚拟的3D环境及可交互操作平台，可以逼真地模拟临床手术的全过程。

（1）手术培训：利用虚拟手术系统将通过成像设备获取的患者图像及模型导入仿真系统，外科医生可以在对患者实施复杂手术之前进行反复练习，提升手术熟练度和准确度。

（2）术前规划及术中导航：医生利用虚拟手术系统对病变缺损部位进行较精确的前期测量和估算，从而预见手术的复杂性和风险点。运用增强现实技术可以使医务工作者沉浸于虚拟的场景内，通过视觉、听觉、触觉感知，学习各种手术实际操作，体验如何应付临床手术中的各类突发情况。

# 第三节　智慧手术麻醉系统

手术麻醉管理系统（operation anesthesia management system，OAMS）将为医院手术室带来规范化的工作管理标准及实时快捷的信息流、物流、资金流，实现医疗病案的真实记忆存储，医疗经验的积累和有效归纳全面解决了手术室麻醉过程管理的信息化和数字化。随着时间的延长，其更会为医院沉淀积累出厚重的医疗、科研、教学的宝贵信息文库，这不但满足了科室工作需要，同时也满足了医院数字化的需要。

通过该系统的实施，医院麻醉科将取消手工记录患者的麻醉纸质病历和医疗文书，其最终目标是实现无纸化运行。该系统的实施还能够规范手术室的工作流程，实现麻醉、手术过程中的信息数字化和网络化，快速方便地对患者麻醉全过程实施动态跟踪，自动生成麻醉手术中的各种医疗文书，完整共享HIS、LIS和PACS等手术患者信息，实现对麻醉过程的管理，从而提高整个麻醉、手术管理工作的水平。

现代医院的手术麻醉临床过程（即围手术期）包括术前管理（术前检查、诊断、护理）、术中管理（麻醉操作、麻醉深度控制、生命体征监测、术中护理）、术后管理（麻醉苏醒监测、术后护理、麻醉总结），以及手术室的运行管理（手术统计、手术排班等）等环节，每个环节环环相扣，以确保患者整个围手术期的安全，达到手术麻醉成功的临床目的。

手术麻醉信息管理系统包含了患者从预约申请手术到术前、术中、术后的流程控制，如下所示。

（1）手术申请：从HIS中直接读取手术预约申请单，保证了手术麻醉数据与HIS数据的一致性及准确性。手工填写手术申请单，只需填写患者住院号，患者基本信息直接从HIS中自动获取。

（2）手术安排：系统自动获取已经预约申请的手术列表，可以对每台手术进行手术排班。排班信息包括手术时间、手术间、手术台次、麻醉医生、麻醉助手、巡回护士、洗手护士等，同时还可以取消手术、编辑手术信息。支持紧急手术，不需要通过手术预约申请、手术安排等相关的工作流程就可以进入手术麻醉监测状态。

（3）术前访视与麻醉计划：全面了解患者本次入院的基本信息及既往病史、手术史、药物过敏史等相关情况，并对患者进行全面的病情评估，做出相应的手术麻醉计划。术前访视记录、麻醉同意书等电子病历的重要组成部分不仅支持数据统一定义和模板定义，并支持签名功能，同时也可以输出打印存档。

（4）术中模块：对所有正在手术的患者进行各项生命体征的监测。系统会自动采集并记录与患者所连接的术中监测设备所监测的数据，并实时、客观地显示。还可以自定义设置显示麻醉记录单上的哪些数据，也可以选择设置显示的频率。数据的展现形式包括数值型、波形图和趋势图等。

（5）手术护理与小结：包含术中护理模块和手术护理交接班术后模块，可支持麻醉医生对已完成手术的患者进行相关生命体征等记录，从而完成术后麻醉小结。

在整个围手术期的术中全过程及术前（后）的部分时间内，由于患者处于麻醉状态，其心、肺、脑、肾、肝等器官的功能也处于失衡状态，对手术患者的神经、循环、呼吸、代谢等临床信息的监测就成为整个手术麻醉监测工作的重点。因此，手术患者临床信息的监测项目和采样频率即信息量要远远多于非手术患者。这些临床信息的采集除了部分观察项目外，越来越多地依赖于麻醉仪、监护仪、呼吸仪等医疗仪器。此外，为了及时获得手术患者的生理检验信息，手术室麻醉科还配置了生化检验仪、血细胞分析仪等仪器。

智慧手术麻醉系统是专门针对手术麻醉科室设计的信息化管理系统，其以患者为中心，严格按照手术流程设计，通过术前准备、手术中监护、术后跟踪这一主线实现对手术的全过程管理，并且可与现有的智慧健康信息化系统（HIS、LIS、PACS、EMR）有效地整合，方便手术室的工作，提高了工作效率，通过数字化管理减少手工记录带来的差错。其核心是手术过程中信息的有效整合。

手术麻醉系统的作用主要是协助麻醉医生和手术室护士完成围手术期间的相关工作，记录手术过程中的各种事件，自动接收监护仪和麻醉机等监护记录，集成其他信息系统的相关数据，可以让相关工作人员方便地获取患者在医院的就诊情况。生成相应的麻醉记录单、护理记录单、复苏记录单等相关医疗文书。

手术麻醉系统的特色如下所示。

（1）根据国家手术室麻醉科工作管理的统一要求，实现全国统一一致的麻醉科电子病历记录系统。

（2）提供麻醉临床工作管理的整体解决方案。

（3）提供麻醉全过程质量控制管理功能。按照卫生行政部门麻醉工作标准质量管理规范实现其功能。

（4）系统可实现自动划价收费，统计麻醉药品、手术及麻醉一般性消耗材料、医疗收入，并能够方便地更新统计分析条目及内容，还能提供模板功能，使日常费用的计算更加便捷。

（5）建立统一规范的临床麻醉数据库，形成内容丰富的临床麻醉数据库。

（6）可以与医院信息系统无缝连接，即做到HIS、LIS、PACS、RIS、电子病历系统的高度融合。

（7）系统要兼容不同厂家、不同型号的麻醉机及监护设备，以及能够直接采集数据的设备。

手术麻醉系统的优势与价值如下所示。

（1）拥有全面、完善的查询系统，可以根据用户的多重业务模型进行多条件、多关键要素查询，查询条件涉及多重数据模型，如患者基本信息、术前检查、术中监测、术后评估等。系统还可根据手术麻醉临床和患者管理需要提供多种数据检索模式，按照不同的时间点，纵向分析不同时间的动态数据并过滤。此外，查询的数据可以根据需求生成不同的报表，并可提供打印功能。

（2）患者一览模块可使值班工作人员、主任、护士长快速了解手术间使用情况、各个手术中患者当前的生命体征情况。

（3）手术室、麻醉科既可以独立核算手术收费单，也可以与HIS等财务相关信息做接口。

（4）信息汇总模块包含了HIS、EMR、LIS、PACS等系统的对接数据，可随时查询患者的相关检查资料和病历信息。

（5）器械清点模块包含术前、术中、术后各个状态器械的清点，确保不会发生器械丢失或留在患者体内的情况。

（6）可以申请专家会诊、影像会诊、病理会诊等，对会诊列表进行管理，选择会诊专家，由专家发表会诊报告。

（7）可以进行视频的双向交流及远程教育培训等。

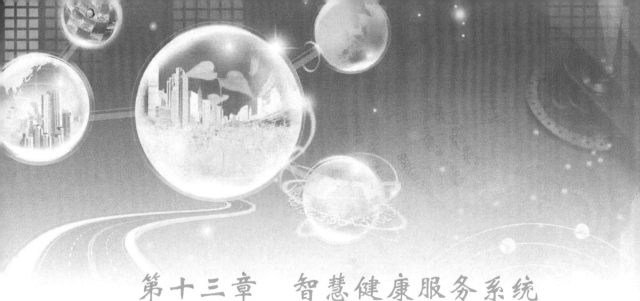

# 第十三章　智慧健康服务系统

## 第一节　智慧健康服务系统定义

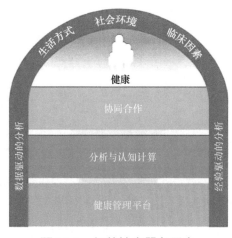

图 13-1　智慧健康服务平台

以患者和家庭为中心的健康管理服务平台提供全方位和个性化的健康服务系统，而智慧健康管理服务平台主要是从生活方式、社会环境和临床因素中发掘健康管理的新动力。社会环境将会影响照护对象的整体健康与疾病的康复；生活方式会对生理和心理健康产生直接影响；临床因素如药物反应、临床历史、过敏症状等临床因素是照护对象健康的关键指标，如图13-1所示。

### 一、智慧健康服务系统模型

对于智慧健康来说，"智慧"只是一个表现形式或是一个设备载体，它的核心仍在于"健康"。纵观现代医学与健康管理的发展道路与趋势，不管是院内的信息化平台、电子病历，还是院外的区域医疗服务平台与健康档案，不管是人体生命体征检测，还是基于健康数据驱动的决策体系，为用户提供个性化服务的本质均是健康数据层面的收集、提取、存储、传递、分析与利用，换言之，智慧健康是围绕数据为医疗保健服务提供支持的，因此本研究以健康数据为核心，构建了智慧健康生态系统，如图13-2所示。众所周知，智慧健康以智慧城市为背景，涵盖了物联网、互联网、电商及传统医疗等领域，其跨行业、跨部门、跨领域的特质使得其生态系统十分复杂。

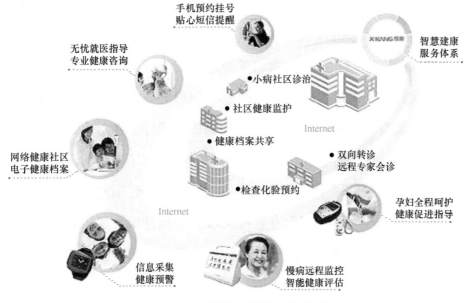

图 13-2　智慧健康服务系统模式

模型以健康数据为驱动因素，由两个层级组成，第一层级为健康数据使用层，包括用户、应用服务商、医疗服务机构与医药电商四个组成部分；第二层级为健康数据服务层，包括了智能硬件提供方、移动运营商、保险、教育、支付、物流及监管机构等组成部分。层级之间与层级之内的对象相互联系合作，产生数据流动与交易动态，共同支撑智慧健康的生态系统与服务模式。

（1）健康数据使用层：智慧健康围绕健康数据开展服务，形成了"用户产生数据，应用服务商与医药电商收集、存储、处理、传递数据，医疗卫生服务机构接收数据，依据数据开展医疗卫生服务并反馈信息"的服务模式，与此同时，市场交易也随着数据的流动开展，用户通过购买服务获得反馈数据、进行健康管理，应用服务商通过与医疗卫生服务机构和研究机构合作，进行数据与劳动力转换，达到合作共赢的目的，因此，数据的规范产出、合理使用可以盘活市场盈利困境。值得一提的是，智慧健康下并非所有医疗服务都要"移动"起来，一些如诊断、检验等传统线下业务只要做到在数据层面互联，一样能在新的生态系统中发挥重要作用，为用户带来巨大价值。

（2）健康数据服务层：作为智慧健康生态系统第二层级，其主要功能是通过为健康数据使用层提供服务并与其合作，构建整个生态系统动态平衡。支付、物流与保险在用户和智慧健康服务商之间架起了交易桥梁与保障，教育为医疗服务机构持续不断地提供人力支撑，为用户健康素养培养提供支持。移动运营商与智能硬件提供方满足了生态系统运转的硬件条件，为数据和服务的传递提供了通道。除此之外，在市场经济的作用下，市场各组成部分相对自由发展，监管部门为智慧健康生态系统的可持续发展提供政策支持与法律支撑。总体来看，第二层级与健康数据没有直接关联，甚至健康数据流的流通并不经过该层级的绝大部分，但该层级的良性运转对智慧健康服务模式的搭建起到了不可或缺的保障作用。

智慧健康大背景下的健康数据具有以下4个特点：①收集渠道全；②数据体积大；③数据种类多；④长期持续性。具体来讲，用户是健康原始数据的来源，也是最终的服务对象，随着健康信息技术的发展，数据获取通道越来越健全，主要包括健康应用APP、可穿戴设备、传感设备检测等。丰富的渠道带来了海量的存储数据与多样的数据种类，包括生理体征数据、用药数据、公共卫生数据、基因数据等，内容十分广泛。除此之外，相较现阶段健康数据的产出，智慧健康阶段数据更加长期持续，通过长期体征检测和数据积累来预测可能出现的临床结果，从而达到更加贴近诊疗核心的目的。

## 二、智慧健康服务系统总体架构

智慧健康服务平台以二、三级医院为基点，以社区、家庭医生服务为主线，贯穿个人、家庭、社区和大型医院（图13-3）。

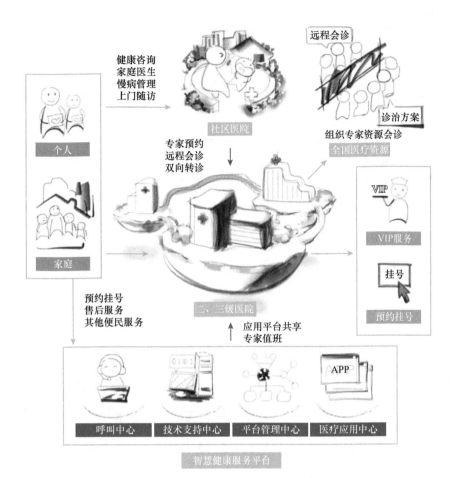

图 13-3 智慧健康服务系统总体架构

健康计划涵盖患者多方面的健康状况和病理状态：以患者为中心的健康计划管理多方面的服务需求；多方面的健康状况和病理状态作为健康计划的一个组成部分，为健康计划提供活动视图；同一患者的所有活动由同一个健康案例管理；一个健康案例包含和管理与该健康计划相关的所有信息并持久保存。

智慧健康服务体系中，管理者可以根据城市的服务需求积极营造服务政府、提振产业、惠及民生的战略氛围，引入第三方合作伙伴，包括终端接入、网络扩展、健康俱乐部建设等，实现健康干预、健康管理、运动计划、健身计划等增值业务的服务提供。在服务提供过程中可实现智慧城市建设中信息数据的增值，从而实现健康管理服务的社会化运营，提高城市的服务能力，通过多种手段减轻投资压力。健康服务管理如图13-4所示。

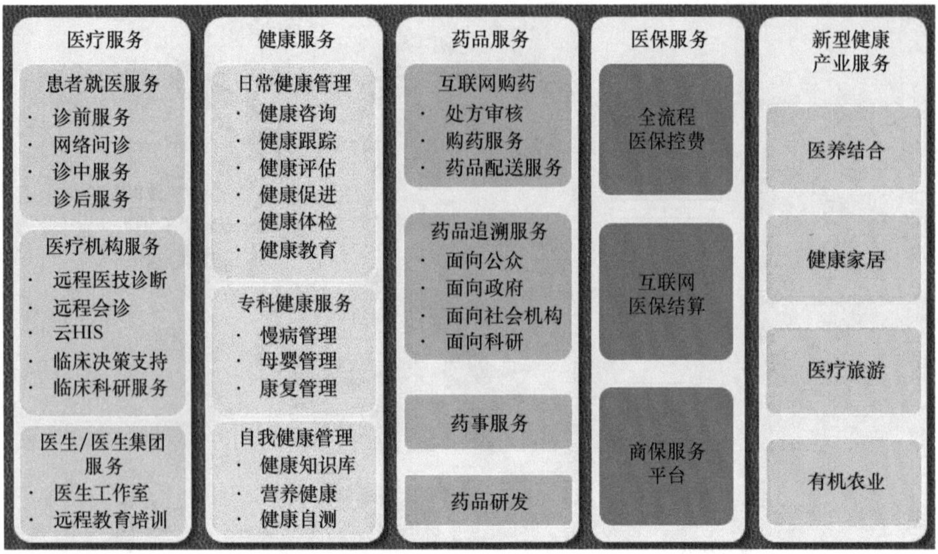

图 13-4　健康服务管理

智慧健康服务平台主要是为医务人员和医疗需求者提供相应的服务，该平台的特点主要有以下几个方面。①全方位：以患者为中心；为患者提供360°的健康全景图；个性化的健康干预计划。②结果驱动：跨部门跨学科的健康服务团队；协同交流；全程监控健康进度。③互联互通：基于国际标准的数据总线（IHE，HL7）；系统间的数据双向交互；健康数据整合（表13-1～表13-3）。

表 13-1　健康管理服务系统提供的主要服务列表

| 序号 | 模块名称 | 功能明细 |
| --- | --- | --- |
| 1 | 健康记录PHR系统 | 可记录居民全程健康记录，包含门诊、住院、体检等信息。居民和医生都可通过互联网登录健康社区查看 |
| 2 | 日常检测采集系统 | 可通过一体机采集日常检测指标数据，主要包含血压、血糖、血氧、心电、心率、脉率、体温、身高、体重、视力、三围信息的采集录入。并可以上传到数据中心，居民也可以登录健康社区查看 |
| 3 | 健康数据报警系统 | 根据智慧专家系统规则，对居民日常检测采集数据进行分析，并提示报警，产生报警数据后，医生可以根据报警来为居民服务 |
| 4 | 慢性病信息管理系统 | 将慢性病随访工作下放到村医来做，村医可以在一体机上查看辖区内所有慢性病患者，统计慢性病等级随访频率，并可查看到最近需要随访的患者，通过一体机的数据采集和录入进行随访，并上传到数据中心，镇卫生院医生可以通过社区系统查看随访情况，并给出干预指导服务 |
| 5 | 门户网站资讯服务 | 提供健康咨询、健康知识 |
| 6 | 视频交互服务 | 村医可使用此功能与医院医生进行远程视频交互，对患者病情进行细致分析 |
| 7 | 健康群组、健康问答 | 为居民、医生提供健康交流的平台，可在此提问和回答健康问题，方便了同类人群的互动交流 |

续表

| 序号 | 模块名称 | 功能明细 |
|---|---|---|
| 8 | 医院通 | 提供各医院、科室、医生信息，方便居民查找医院资源信息，并可以对医生进行投票 |
| 9 | 统计管理服务 | 为管理者提供辖区内居民健康监控图、血压、血糖分析、异常指标分析、一周内数据报表等 |
| 10 | 健康干预服务 | 为居民提供健康干预指导，目前有3种推送：一体机查看、短信、社区网站查看。服务提供者为智慧专家系统或者医院医生 |
| 11 | 数据接口服务 | 提供与外部系统的交互通用接口，此接口遵循国家标准数据元，可与符合此标准的系统进行数据交互 |

表 13-2　健康服务系统面向医务工作者的主要功能

| 服务项目 | 服务内容 | 实现方式及备注 |
|---|---|---|
| 区域居民健康信息查询 | 居民健康信息：区域医生可查询所负责监控的居民健康信息（包括日常基础检测生理指标、家族发病史、就医、体检等信息） | 网站可以查看居民健康所有信息。一体机可查看日常基础检测生理指标、体检等信息 |
| | 居民电子健康记录：区域医生可查询所负责监控的居民电子健康记录 | 网站查看 |
| 健康筛查 | 可筛查负责区域的慢性病人员（高血压、糖尿病）及其相关指标等 | 网站查看、一体机查看 |
| 异常报警 | 异常生理指标报警提示：居民使用一体机采集指标后，如有异常则产生报警提示 | 居民可收到报警提示短信，村医可在网站查看异常报警信息 |
| 慢性病随访 | 对村卫生室的随访提醒：村卫生室的医生可以查看一体机中的确诊记录表，该表能够提醒近期需要随访的患者名单和时间，以及已随访次数 | 由村医使用一体机查看，上级医生也可以在PC端查看 |
| | 随访记录表：记录随访信息，每次随访以留有指标检测记录为准。系统自动生成随访记录表单，上级医生可以查看下级医生的随访记录表 | 由村医使用一体机进行慢性病随访，上级医生可以在PC端查看随访记录 |
| 慢性病管理 | 分级管理：系统能够根据国家规范区分患者的慢性病病种，并进行分型（高血压分为继发型和原发型、糖尿病分为1型和2型）、分层（分为高危、中危和低危）、分级（分为一级、二级、三级）管理 | 由系统进行级别划分，医生可以在网站查看 |
| 远程医疗协助 | 上级医生对村医工作进行远程协助 | 实现一体机村医与PC端医生的视频交流 |
| 医务经验交流 | 与医疗专家交流经验：搭建与医疗专家交流经验及问询的网络社区 | 在社区网站提供群组交流、问答交流 |
| | 同行交流：搭建与同行人员交流经验及问询的网络社区平台 | |
| | 医患交流：搭建与患者交流及问询的网络社区平台 | |

表 13-3　健康服务系统面向居民提供的服务

| 服务项目 | 服务内容 | 实现方式及备注 |
|---|---|---|
| 区域居民健康信息查询 | 居民健康信息：区域医生可查询所负责监控的居民健康信息（包括日常基础检测生理指标、家族发病史、就医、体检等信息） | 网站可以查看居民健康所有信息一体机可查看日常基础检测生理指标、体检等信息 |
| | 居民电子健康记录：区域医生可查询所负责监控的居民电子健康记录 | |
| 健康筛查 | 可筛查负责区域的慢性病人员（高血压、糖尿病）及其相关指标等 | |
| 异常报警 | 异常生理指标报警提示：居民使用一体机采集指标后如有异常则产生报警提示 | 居民可收到报警提示短信，村医可在网站查看到异常报警信息 |
| 慢性病随访 | 对村卫生室的随访提醒：村卫生室的医生可以查看一体机中的确诊记录表，该表能够提醒近期需要随访的患者名单和时间，以及已随访次数 | 由村医使用一体机进行慢性病随访，上级医生可以在PC端查看随访记录 |
| | 随访记录表：记录随访信息，每次随访以留有指标检测记录为准。系统自动生成随访记录表单，上级医生可以查看到下级医生的随访记录表 | |

| 服务项目 | 服务内容 | 实现方式及备注 |
| --- | --- | --- |
| 慢性病管理 | 分级管理：系统能够根据国家规范区分患者的慢性病病种，并进行分型（高血压分为继发型和原发型、糖尿病分为1型和2型）、分层（分为高危、中危和低危）、分级（分为一级、二级、三级）管理 | 由系统进行级别划分，医生可以在网站查看 |
| | 报警和智能指导意见功能：提示高危患者及时转诊上级医院；智能专家系统为基层医护人员和居民提供针对性的健康指导 | 医生通过网站操作此功能 |
| 远程医疗协助 | 上级医生对村医工作进行远程协助 | 实现一体机村医与PC端医生的视频交流 |
| 医务经验交流 | 与医疗专家交流经验：搭建与医疗专家交流经验及问询的网络社区 | 在社区网站提供群组交流、问答交流 |
| | 同行交流：搭建与同行人员交流经验及问询的网络社区平台 | |
| | 医患交流：搭建与患者交流及问询的网络社区平台 | |

有了智慧健康服务平台，居民可以浏览自己的健康档案、获取健康指导，从而方便快捷地享受有针对性的健康服务。医生可与居民实时交流，并对居民进行实时指导，居民可享有全程跟踪服务，并可登录居民间的交流系统，便于同病患者之间进行交流。在注重生理诊治的同时，应加大对心理健康的关注。医生可以随时对居民上传的信息进行跟踪，分析动态指标，根据长期数据基础做出评估和处理，对高血压、糖尿病居民进行预警、干预及管理。医生与医生在平台可时时交流，形成信息资源的共享。

目前关于智慧健康服务平台的研究大都停留在概念设计、产品本身和特点等的商业模式层面，仍存在许多不足，如何保证用户安全与隐私，实现系统间、区域间、市场间联动，打造以数据为基础，以用户为中心的高效服务模式，还需大量研究并借鉴国外模式。但不可否认的是，只要牢牢把握好智慧健康的服务理念与模式，解决好所面临的困境与挑战，智慧健康将会给我们带来更大的惊喜。

## 第二节　智慧健康服务范畴

智慧健康服务模式以健康数据为中心，以用户和卫生服务机构为流向，产生完整的反馈回路，实现智慧的健康管理与医疗保健，最终促进大众的健康产出。围绕这一服务模式，以智慧城市为情景，可按区域将智慧健康服务范畴大体分为智慧医院服务、智慧区域医疗服务、智慧家庭健康服务。

## 一、智慧医院服务

智慧医院是由医用智能化楼宇、数字化医疗设备和医院信息管理系统组成的三位一体的现代化医院运行体系。医院将传统业务系统与移动医疗应用系统进行整合，实现以患者为主的预约挂号、支付缴费、健康教育等电子应用，实现以医务人员为主的医生工作站、护士工作站、药物管理等系统和医院自身的电子病历、电子医嘱等内部信息化平台在数据层面的互联互通和业务上的协同。智慧医院服务便是基于上述功能的实现，在医院范围内部展开的方便患者和医务人员的智能化服务，如移动查房、移动护理、智能导医、一卡通和无线巡更等。

## 二、智慧区域医疗服务

智慧区域医疗服务的目的是以用户为中心，实现公共卫生、医疗服务、疾病控制及社区自助健康服务等内容的整合。该服务以居民健康档案为基础，涵盖了移动终端健康数据的传输、处理与汇总，统计查询辅助决策、区域医疗协同和患者公众服务、健康教育等业务，在为区域内各医疗卫生机构开展医疗卫生服务提供支撑的同时也连接了家庭、医院与云平台，对数据与业务之间的互操作起到了桥梁作用。国家在区域卫生方面已经启动了"3521工程"，即国家、省、区域三级智慧健康信息平台，包括公共卫生、医疗服务在内的五项业务应用系统，居民电子健康档案与电子病历的两个基础数据库，以及一个业务网络，智慧区域医疗服务已初见端倪。

## 三、智慧家庭健康服务

智慧健康服务模式更强调大众的个人健康管理效能，智慧家庭健康服务的核心便是大众自我的健康管理。其主要实现方式是通过"健康传感终端+移动通信平台+健康服务"的服务模式，提供实时、连续、长期的体检、保健、疾病评估、医疗、康复等管家式的健康服务。具体来看，用户使用智能手机或者健康监测设备将采集到的健康数据传递给健康服务平台，专业医师团队通过平台对用户的生命体征进行实时监测，进而进行专业健康指导，意外发生时进行紧急救助。值得一提的是，智慧健康的服务范畴并非割裂开来，实际上三者之间存在着频繁的联动与协同作用，缺少其中任意一环，都会打破服务的连续性、实时性与有效性。除此之外，智慧健康良好的健康产出还需要智慧城市其他系统（交通、气象、教育等）的交互与配合，以实现智慧城市内各系统的协同，以及智慧健康系统间联动的有效服务范式。

近些年，国家已经分批公布了200余个智慧城市试点，以引领中国特色的新型城市化道路，国内对于智慧健康的研究也越来越热。智慧健康的出现对于未来的疾病控制与预防、医疗控费、医学研究和医疗效率的提升将会起到至关重要的作用，而且智慧健康的服务模式也会大大提升大众的健康素养与自我管理效能。

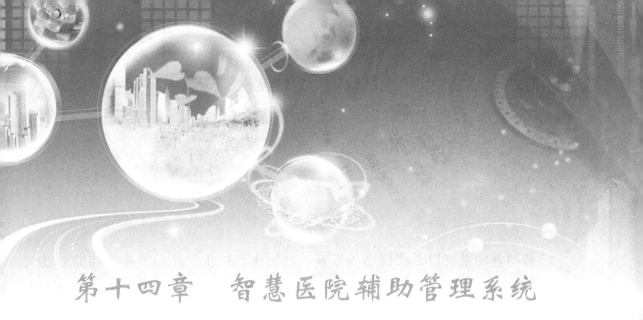

# 第十四章 智慧医院辅助管理系统

## 第一节 数字病房

数字病房采用"互联网+物联网+无线网+终端设备"的技术形式，对接现有医院医疗信息系统的数据交换与信息共享体系，通过创新服务模式，根据不同角色（医生、护士、患者、护理管理者、医院管理者）的业务需求，因地制宜地提供及时、移动、连续、闭环、人性化的病房业务信息管理新模式。建立病房业务全过程、全闭环的服务体系，实现病房的医疗信息数字化、医疗流程科学化、医疗业务智能化、医疗服务人性化。

为医护人员提供多种临床应用软件，包括移动护理、电子护理白板、移动查房等，协助护士完成床旁数据的实时采集录入，保证医嘱执行且医嘱与执行人一一对应，使医嘱执行过程中的数据更为准确；改变传统的白板人工手写模式，以数字化的形式展现，患者信息一目了然；实现医生无纸化查房，提高医护人员的工作效率。

数字病房使床旁医护服务得到延伸，其充分利用智能终端，提供诊疗信息查询、院内消息提醒、床旁护理、在线点餐、移动支付等应用功能，合理地优化病房护理流程和医患交互方式，改善医疗服务模式，提升智慧医疗的效率和水平，创新智慧医疗服务理念。其结合病区走廊屏、护士主机、病房门口屏、智能电视、紧急呼叫器、便携式监护仪、输液监测器、示教触控大屏等设备，使医院病区业务全面实现数字化、智能化，提高医护人员工作效率，提升医院品牌形象。数字病房的主要系统包含床旁智能交互系统、智能呼叫系统、电子白板系统、内联手机应用、输液监测系统、生命体征采集集成系统、移动点餐应用、共享陪护床应用等。

# 第二节　移动查房系统

移动查房系统以无线网络为依托，将医生和护士工作站的业务功能通过手持终端延伸至患者的床边，医生在查房时手持手机、平板电脑接入医院信息管理系统，可快速查询患者病历、医嘱、检验单、检查报告、体温单、特别护理单等诊疗数据，还可以拍摄患者临床的图像，在与患者谈话时可以录音等，其为制订完善的诊疗方案提供基础，大大降低了医疗成本，简化了医疗工作流程，提高了工作效率，使医生可更好地为患者服务。

护士可通过移动查房系统实时查询患者的处方信息、用药记录、体温、血压、历史检测数据及新入患者通知，并可实时录入患者用药记录，也可查询每天例行检查情况及突发状况，提高护理质量和效率，缓解医患关系。

## 一、移动查房系统主要功能模块介绍

（1）查看患者信息：包括基本信息和检查、检验信息，以显著的方式标明患者的护理等级、病情状况及是否发热等相关信息。

（2）医嘱执行记录：系统自动对医嘱进行拆分，对医嘱的执行途径进行分类，记录医嘱执行的时间、护士信息，为日后医嘱执行记录查询提供数据。

（3）生命体征的采集：实时到床边记录患者的体温、脉搏、呼吸、血压、精神状况等各种信息。可根据不同科室的需求设定不同模式。

（4）整体护理：针对患者展开入院评估和健康教育，了解患者的过敏史、既往史、过敏源等信息。

（5）护理文书：提供体温单、特别护理单、护士交接单、入院评估单、护理记录单、输液记录单、服药记录单、临时医嘱记录等各种护理文书模板，方便护士记录和保存。

（6）腕带系统：对患者的身份进行识别，确认医嘱的执行和用药情况，减少误发药、误用药的发生。

## 二、移动查房系统的特点

**1. 数据同步**　可使移动查房终端设备的数据库与整个病房管理数据库的数据一致同步。可使查房医生和护士及时准确提供病患所有信息，随时随地掌握病患情况；缩短医生在病房与办公室之间反复奔走的时间，减轻工作强度。

**2. 准确安全**　采用移动计算技术、智能识别技术、数据融合技术，分别给患者、药品附上识别介质，医生和护士通过移动信息采集终端识别介质后，系统自动对患者、医嘱和药品进行核对，防止用错药的情况发生，保证用药安全。

**3. 开放性**　系统采用开放的接口和协议，支持与现有HIS、LIS、PACS、EMR、绩效核算等系统无缝集成和衔接，可根据医院需要进行软件的分期实施和扩展。

## 三、移动查房系统优势与价值

（1）移动查房系统可实现电子病历移动化，医护人员可以随时随地查看患者的电子病历，及时记录患者的治疗信息，保证诊疗信息的完整。

（2）系统支持影像显示的自动播放、测量、反色、放大缩小等功能，支持离线查看影像资料，并可以与RIS系统高度集成，方便对照查看。网页版PACS支持浏览器直接访问，无须装插件。

（3）系统的安全性设计应分别从物理网络层面、通信数据层面、信息保存于院外传输和安全证书这几个方面考虑，其可保证医院运营信息、患者基本信息、病情信息等多项极度敏感、隐私数据的安全。

# 第三节 重症医学系统

重症监护解决方案围绕重症医学专业特点，以危重患者的临床护理过程为主线，利用全过程、全方位的临床信息，建立一体化的ICU临床信息数据库。其能够为重症患者提供规范的、高质量的生命支持，改善生存质量；规范临床重症监护的工作流程，减少ICU护士记录患者体征和医疗护理文书的手工操作，完善医疗、护理科研的统计查询分析，提高工作效率和护理质量（图14-1）。

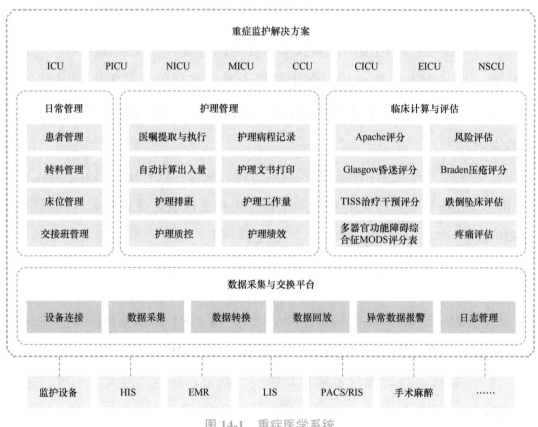

图 14-1　重症医学系统

# 第四节 医院药品管理系统

药品采购配送系统是专门应用于医疗机构和药品配送企业之间的一个采

购配送平台。该系统提供了多种功能，不仅方便和规范了医疗机构进行日常的药品采购活动，更是积极推进了电子商务和物流管理等现代流通方式的发展。系统充分利用现代信息网络技术，实行药品网上的全记录，实现对药品采购全过程的信息监督。该系统可统一商品信息，便于库存合理调配、售价和促销体系的制定，防止因资料不同步造成的沟通不畅，使药品进销存管理工作系统化、规范化、自动化，从而达到提高管理效率的目的。

## 一、药品需求预测

在医院药品系统的管理基础上，测算一定时期内医院的药品供求趋势和市场影响因素变化，由此可掌握药品市场变化规律，从而为医院的合理用药提供依据，这就需要有完善的药品需求预测。

药品需求预测通过对各级医疗机构上报的药品采购计划进行汇总统计，并结合历年药品采购情况对药品需求进行分析。药品入库后，首先需要添加药品信息，没有药品信息就无法进行库存管理，更做不到药品入库和出库，所以药品信息是库存管理的重要部分，是药品入库和出库时编号查询的基础；药品有效期将作为报警来源，通过收集掌握医疗机构、生产流通的实际库存，将生产流通侧与实际采购使用侧信息进行对接，可以有效及时地发现短缺苗头，其主要的步骤如下所示。

（1）用药需求汇总：卫生计生行政管理部门根据各医疗卫生机构上报的用药需求，结合历年采购情况进行汇总整理，形成本地区用药需求总体情况数据。

（2）短缺信息汇总：汇总各医疗卫生机构上报的短缺药品信息，对短缺药品信息进行甄别复核，形成区域的药品短缺清单，建立短缺药品清单动态管理机制。

（3）将短缺信息上传至国家平台，使国家与省级的短缺药品监测工作协同联动。

（4）短缺药品上报：各医疗机构对短缺药品信息按月上报，提供短缺药品的中标流水号、名称、型号、规格、生产企业、配送企业、短缺原因、短缺程度、短缺时间、影响范围等关键指标。

（5）用药需求公示：省级药品集中采购中心对汇总的全省用药需求进行分析，对变化较大的需求做分类采购类型等相应调整，公示用药需求，供生产、经营企业参考。对临床用量大、采购金额高、多家企业生产的基本药物和非专利药品开展带量公开招标采购。

（6）合理用药管理：重点监控目录管理，主要是指重点监控药品目录，对目录内药品的采购、使用情况进行收集，在采购端及时发现重点监控品种的用药异常，促进药品的合理使用。

（7）基本药物采购管理：根据类型的不同，对各级医疗机构汇总基本药物总体的使用占比情况，促进基本药物的合理使用。

## 二、药品集中采购配送管理系统

药品集中采购平台的规范化建设及与国家药管平台的联通实现了短缺药品报送。其可加强医疗卫生机构药品和高值医用耗材使用监管，监控重点药品，规范用药行为。该系统的具体功能包括药品（耗材）采购管理（含定点生产药品管理）、采购目录和采购计划管理，订单及配送管理，以及收退货和结算管理等管理功能。

（1）药品（耗材）采购管理、采购项目管理：项目管理内容包括采购项目名称、执行起始时间、周期、采购目录、医疗卫生机构范围、药品集中采购实施方案或办法、采购文件等。对采购项目提供项目启动、结束、进度调整等管理功能，支持项目分阶段自动启动和结束。

（2）采购目录管理：适用于各级医疗卫生机构配备使用的药品（不含中药饮片）。按照不同的采购方式，分类列明招标采购药品、谈判采购药品、医院直接采购药品、定点生产药品等信息。可提供采购目录和具体药品的添加、启用、停用、变更、申报、审核等管理功能。

（3）采购计划管理：包括收集、汇总各级医疗卫生机构上报的药品采购计划。按照采购目录具体到品种、剂型、制剂规格、质量要求和数量等功能；按照不同采购方式，分类列明招标采购、谈判采购、医院直接采购、定点生产等药品的采购计划。其中基层医疗卫生机构的药品采购计划以县（市、区）或省（区、市）为单位上报。

（4）订单管理：订单信息主要包括药品通用名、剂型、制剂规格、转换系数、生产企业、配送企业、采购价格、采购数量、采购金额、送货地址等。对订单提供包括订单样本、订单生成、订单提交、订单审核、订单确认、订单流转、订单查询、订单修改、订单取消、订单追踪、订单注释、订单导出、订单评价等管理功能，支持加急订单。

（5）配送管理：支持配送企业建立配送关系、监控配送过程、执行配送任务。应记录配送数量、药品批号、有效期、发票号、检验报告等信息。对配送过程提供配送单样本、配送单生成和拆分、配送查询、到货验收确认、退货收回等管理功能，支持在途实时监控。

（6）收货管理：医疗机构根据实际配送与订单数量进行收货入库，记录收货入库的数量和时间、未足量收货入库的原因。对收货事项提供收货入库确认、配送评价等管理功能。

（7）退货管理：根据完成订单记录，由医疗卫生机构提交退货单。退货信息包括药品通用名、剂型、制剂规格、生产企业、配送企业、批号、采购价格、采购数量、采购金额、订单号等。对退货事项提供退货单样本、退货单生成、退货单提交、退货单确认、退货单流转、退货单查询、退货单修改、退货单取消、退货单追踪、退货单注释、退货单导出、退货单评价等管理功能。

（8）结算管理：提供医院结算账户管理、应收应付管理、结算单管理、付款单管理等管理功能，记录结算时间、付款时间、结算单与原始入库明细关系，支持在线支付、集中支付、电子发票、分级管理，支持医院向生产企业直接结算药款、生产企业向配送企业结算配送费用。

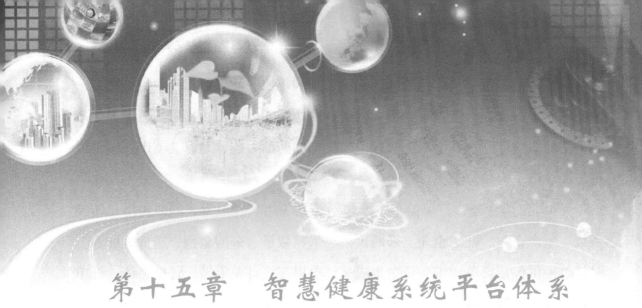

# 第十五章 智慧健康系统平台体系

## 第一节 智慧健康系统平台体系简介

国家卫生、计生资源整合顶层设计规划——"4631-2工程",其中,"4"代表4级健康信息平台,分别是国家级人口健康管理平台、省级人口健康信息平台、地市级人口健康区域信息平台及区县级人口健康区域信息平台;"6"代表6项业务应用,分别是公共卫生、医疗服务、医疗保障、药品管理、计划生育、综合管理;"3"代表3个基础数据库,分别是电子健康档案数据库、电子病历数据库和全员人口个案数据库;"1"代表1个融合网络,即人口健康统一网络;最后一个"2"是人口健康信息标准体系和信息安全防护体系。依托中西医协同公共健康信息系统、基层医疗卫生管理信息系统、医疗健康公共服务系统打造全方位、立体化的国家卫生计生资源体系,立足于国家平台,随着"智慧地球""智慧城市"等概念的兴起及移动医疗与云计算技术的快速发展,智慧健康系统平台的概念应运而生。

智慧健康系统平台将以公共卫生、慢性病管理和便民服务等信息消费需求为核心,依托云计算、移动互联网、医疗大数据等技术架构,在不影响既有应用架构的前提下,采用云服务的方式聚合社会公共卫生服务资源和便民服务资源,基于实名制的信息聚合,最终实现卫生事业管理的创新,推进基本公共卫生服务的均等化和人性化。智慧健康系统平台体系架构由三部分组成:服务内容提供者、运营者及信息消费者。

服务内容提供者，顾名思义，是提供卫生保健服务的一方，具体包括公共卫生、医疗救助、药物供应、医疗保险四大服务。运营者即系统平台，经过平台整合医疗资源，从而为消费者提供便捷、平等、高效的信息服务。信息消费者即有健康保健需求的信息用户，用户获取智慧健康信息的渠道多种多样。通过手机、数字电视、社区工作站及各种自助终端，用户可随时随地获取医疗咨询。智慧健康系统平台体系架构如图15-1所示。

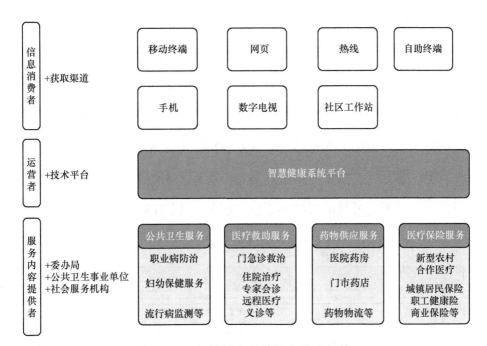

图 15-1　智慧健康系统平台体系架构

## 第二节　智慧健康系统平台总体架构

介绍智慧健康系统平台的架构分为概念层和实施层。概念层主要是分析机构内部及机构之间的业务流程。实施层主要是医疗服务执行和医疗资源供应，具体包括云服务、机构内部的供应链、智能移动健康服务、以大数据为支撑的商业情报、知识管理服务，以及Web2.0和Web3.0解决方案。

云服务的实施框架是一个三层架构的跨机构平台，每一层对应相应的管理服务。智慧健康系统平台模块化了若干辅助流程，如安全保障和访问控制，以确保消费者可以访问特定的资源或相应的服务层级。智慧健康系统平台的控制和管理流程需保障平台可用性、可靠性、负载平衡和服务质量。智慧健康系统平台可通过智能接口实现跨机构的对接，即从数字化层面实现联通和合作。通过这些智能接口可以管理业务流程，在相应的跨机构云平台中实现数据互联互通。而机构内部的供应链使得机构本身可以实施业务通过整合后的分布式网络，解决复杂、大容量的事务决策活动。

智慧健康系统平台的五层架构及其支撑体系：第一层，云基础设施层，基于云服务的概念，搭建了与之配套的软硬件框架，实现资源云端共享及其虚拟化；第二层，信息资源层，对智慧健康信息资源进行划分；第三层，开发平台层，基于国家顶层设计的四层纵向平台划分，本层从横向层面分析，囊括了开发者门户、运维管理、服务监督及资源聚集四个方向的模块；第四层，业务支撑平台层，通过分析卫生服务划分出公共卫生、医疗服务、医疗保障、药品管理、计划生育及综合管理六大业务系统；第五层，渠道应用层，通过 Web 门户和移动客户端两个渠道推送信息，使消费者享受便捷可及的智慧健康信息服务，见图15-2。

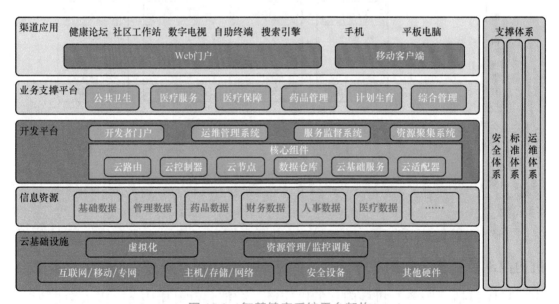

图 15-2 智慧健康系统平台架构

## 第三节 智慧健康信息平台应用架构

智慧健康信息平台连接区域内医疗卫生机构基本业务信息系统，为医疗卫生服务活动提供技术支撑，建立各级医疗卫生机构、相关部门之间统一高效、互联互通、信息共享的区域卫生协同服务模式；整合医疗卫生资源，提高医疗卫生服务质量和效率，提高医疗卫生服务能力和可及性，提高卫生管理效率和决策水平。利用平台实现省内跨地市、市内跨区县的医疗卫生业务应用。

平台应用体系架构主要由平台基础应用、数据中心、基础平台、服务接口四大部分组成，如图15-3所示。

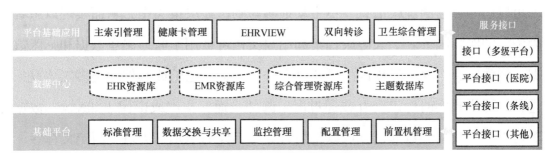

图 15-3　智慧健康信息平台应用架构
EHRVIEW，电子健康档案视图

# 第四节　智慧健康信息平台特性与优势

一个多层次多机构参与的系统平台的供应链端包括多种多样的实体，具体包括从业人员、实验室、纳税人、制造商、药房、研究机构所需材料，信息和知识及组织之间的现金流。而每一个实体都需要一个或者多个机构的参与。所有这些实体都可以模块化，然后通过标准接口以Web服务的方式连接起来。智慧健康系统平台通过移动服务集成了多种功能，如捕捉、感知、驱动和控制。智慧健康系统平台的关键创新点在于它能定义、描述、分析用户的健康情景，通过所获取到的数据以合理的方式做出相应的医疗决策。

在这种配置情景下，一系列的数字追踪设备如RFID等也可以帮助定位业务问题，比较典型的应用就是药品的追踪和召回、优化库存管理、有效期管理、财务补偿，以及产品上架对制造商、分销商、零售商和药店的公开透明度。RFID也可用于患者追踪。每一个实体都可以进行动态组合并被封装成一个黑匣子（使得流程仅可内部访问）。Web服务作为一个中间件，使各个实体之间可以互联互通。与此同时，平台具有市场监测和信息派发功能，机构能随时洞察市场、规章及医疗保健需求的变化，IT服务也支持供应链进行动态调整。

联动：可将输入转化为服务和产品；商店：可解决用户问题；网络：可联结用户。大数据支撑下的商业智能（business intelligence，BI）和知识管理服务使得机构可以收集、分析、传播大量的结构化和非结构化数据，以支持决策。BI可以被用于研究疾病的传播风险，电子病历可以集成多种功能，使得患者可以访问自己的健康信息，更主动地参与到医疗决策当中，从而实现以患者为中心的医疗服务。个人健康档案和用户文档可被用于联通患者数据和临床数据，增强医患沟通。远程医疗可通过电视、电话、电脑或其他同类多媒体设备进行，可实现实时医患交互或通过电子邮件沟通。文本或影像（如X线）数据等可以轻易获取。数据挖掘可以将患者分为不同的组别并为每一组定义标签，因此可作为区分的决定性因素。更先进的算法也会被开发出来，在后台自动运行，通过历史数据计算出患者的风险。当开始治疗时，医疗决策也会根据风险做出相应调整。医疗保健领域知识管理的先决条件是收集数据，患者或医生需要经常上传测试数据，系统会将个体的健康数据与测试数据进行比对，以此来计算用户患某种特定疾病的风险。Web2.0和Web3.0是智慧健康系统平台构建能否成功的另一个关键因素，其可以促进和提高临床决策支持系统的协同开发和共享，如医生可以在YouTube（视频网站）上传医疗相关视频。

同时，一系列更加细分的与健康保健相关的维基百科和论坛对于普通用户医疗知识的普及和健康素养的提升也有十分显著的作用。相关的领域专家可以使用博客、微博等分享一些案例和图片，让公众了解医院管理体系，培养健康信息系统平台的意识。当然，政府也要监管网络分享和传播，对于网络言论也要监督，可建立一些权威的公共网站，让用户可以在社交媒体上获取一手的权威信息，同时可以安排权威的一线专家为用户进行专业的咨询和解答。社交网络对于用户的信息获取、信息分享及自我教育来说是一种十分重要的途径。

许多医疗保健机构尝试通过网络融合及服务创新来调整机构的资源配

置，以适应不断变化的健康需求，从而提升服务效率与服务质量。换言之，医疗保健机构尝试操纵医疗保健服务系统中可控的因素，但它们发现这些尝试缺少一个可行的切入点，因为医疗保健服务系统比它们想象的要复杂得多。

如此大规模的医疗改革颠覆了传统的医疗服务模式，可能会对服务质量产生不可预知的影响，也会浪费不必要的成本，甚至最终不能满足患者的需求。医疗保健机构期望引入一种智慧的系统——以云服务为导向，落点于全方位的健康检测。这种解决方案的核心在于健康大数据，一方面通过数据挖掘、数据分析等方式给个体提供合适的健康评估，另一方面也能提升医疗机构的反应速度，对个体提供有针对性的、最合适的健康服务。

智慧健康系统平台实现的一个基本前提是医疗机构能够重新整合它们所提供的医疗服务，打破固有的商业模式，并将服务模块化。各个独立的服务模块可以重复使用，以一种松散的耦合状态满足动态多样化的用户需求。从更深入的层次来看，智慧健康平台提供的是一种虚拟化的服务环境，其将医疗资源虚拟化，机构或用户可以在平台上进行医疗模块化资源的重构，进而享受或提供个性化的医疗服务。

这种全新的合作方式对安全性有极高的要求，故而要处于严密的监管和审查制度下。对于用户而言，平台的可用性是关注的重点。要想实现这样的智慧健康服务平台的应用，需要统一的标准和服务协议，需要对现存的医疗平台和系统应用进行无缝集成。智慧健康系统平台构建的另一个重要支撑点是智慧健康信息标准的建立。美国的健康保健分布式系统通过使用《健康保险流通与责任法案》中规定的电子数据交换协议和美国卫生健康研究与质量机构的相关标准，提高了医疗机构之间的互操作性。随着标准的建设与发展，标准体系逐步形成，智慧健康系统平台构建也将受益匪浅。

## 第五节　智慧健康共享平台

智慧健康共享平台将开通在线咨询、网络门诊、电子处方、处方共享、线上药房（药品配送）、慢性病随访等功能，为患者提供咨询、复诊、长处方/延伸处方、药品配送、健康管理、增值医疗服务等一体化服务。

打造全程智能化移动互联网门诊，区域内二级及以上医院可针对各类常见病和慢性病开通相应的互联网门诊，各科室医生通过在线视频、语音、图文的形式，为患者提供线上咨询和诊疗服务，使患者足不出户即可看医生。互联网门诊的排班采取"全院医生自主在线"或"固定排班+医生自主在线"的组合模式，互联网门诊的费用采取"班内时间由医院按医生职称统一定价、班外时间医生自主定价、患者自由选择"的方式，以此保障医生服务能力和收入水平的匹配，促进互联网门诊的可持续运营。

**1. 实现检查检验开单的线上前置** 在互联网门诊的基础之上，医生可以通过调阅患者既往的病历档案资料，结合患者病情自述情况，在线开具相应的检查检验医技申请，患者可以根据手机端医技预约信息合理安排时间来医院完成线下检验检查并预约下次面诊医生的时间，以此减少患者来回奔波的麻烦，改善服务体验，并大大节约医院的管理成本和公共资源。

**2. 实现电子处方和线上药房，开通网络购药和配送** 针对医院日常门诊处方或互联网门诊处方，电子处方单由药师审核后，根据患者购药流程的选择，流转到医院药房、院边药房、社区药房，或线上配送，方便患者。特别是需要长期开药的慢性病复诊患者，通过互联网门诊和线上药房的服务流程，基本可实现足不出户即可享受医生诊疗和药品配送上门的服务。

**3. 实现智能化全流程慢性病管理** 针对慢性病患者，按不同病症提供各类自定义的诊后随访模式，系统在患者就诊完成后自动推送给患者端，对患者诊后的病情情况进行采集，方便医生及时跟进和评估诊疗效果。同时医院和企业合作成立配套的运营及客户服务中心，具备线上、线下服务对接渠道，提供用户体验、客服咨询、政策协调、责任处理、运行监管五大功能；其中客户服务中心需要及时处理互联网医院运行过程中的用户答疑、问题受理、基础随访等工作，以此保障互联网医院整体业务的顺畅进行。

**4. 病患经验及图片分享社交服务平台**　社交服务平台以分享为核心理念，通过同类群体的分享与交流收集大量有价值的数据信息，再以聚合的信息满足用户查询的需求。此类社交服务平台分为以患者为核心用户和以医生为核心用户两种类型。在病患分享方面，通过患者之间主动分享心得体会、治疗经验等，将相同疾病的数据集中起来，供患者参考。在获得有价值数据的同时，分享信息、经验、方法和情感等也增加了用户对该平台的依赖性。医生间分享主要是帮助医生们在符合法律的前提下分享医疗照片及病例，这些照片会被集中讨论，医生们共同探讨疾病的治疗方式，在分享和增长经验的同时提升平台价值。

**5. "钻石模型"下的移动健康**　就现阶段移动健康产业而言，技术、资金与商业模式是新兴产业最重要的生产要素。在需求条件方面，剥去移动健康产业"去中心化"的思想与服务类型和手段，其核心依旧是提供医疗保健相关服务，所以健康需求仍是需求条件方面最刚性的层面。

移动健康企业需要通过满足用户的健康需求来实现盈利。移动健康产品能否帮助用户促进健康产出，能否方便用户接受医疗保健服务，能否帮助用户降低医疗保健服务成本是当下健康需求最关心的问题，"钻石模型"将质量、可及性与可支付性列为健康需求最重要的三个维度。

在相关产业方面，原有"钻石模型"强调的是相关支持产业的竞争能力，而移动健康作为颠覆传统医疗模式的创新性服务，更加注重相关支持产业的协同合作作用，单独的颠覆会很快消失在行业内现存的价值网络中，而彻底的、全新的网络兴起需要各方聚力，旧的价值网络才会被颠覆，新模型选择了当前移动健康市场最重要的三个领域作为移动健康相关支持产业的三个维度。在企业战略方面，原有"钻石模型"的研究内容还包括了企业结构与同行业竞争，从整个移动健康生态系统角度考虑，两者在该层面的影响效力不大，因此新模型没有加入该内容，如图15-4所示。

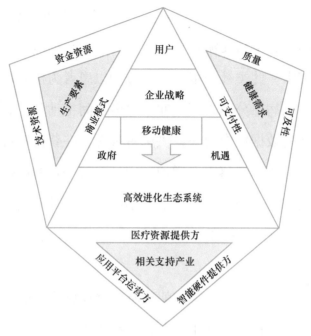

图 15-4　移动健康"钻石模型"

就"钻石模型"整体来看，用户处于模型内部价值"金字塔"的顶端，企业以用户为中心制订战略，生产要素的成熟与需求条件的加大使得移动健康服务应运而生，该阶段的移动健康服务是碎片化的，是针对传统医疗某一领域的局部变革。随着移动健康相关产业的壮大与深度合作，以及某一节点政府的政策支持与机遇的发生，模型内因素之间相互作用，促使移动健康市场从量变走向质变，形成高效的进化生态系统。而整个模型的三个外部要素中（生产要素、健康需求、相关支持产业），任意一部分的缺失都会影响内部价值金字塔的稳定，导致移动健康生态系统的失衡，同理，三个外部要素三边中任意一个的变化也会产生多米诺骨牌效应，从而对模型产生影响。

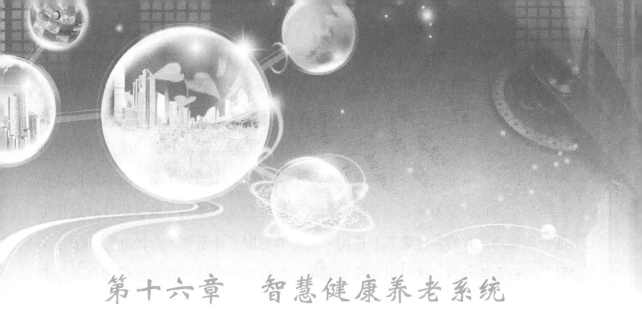

# 第十六章 智慧健康养老系统

## 第一节 我国养老现状

伴随着"倒金字塔""空巢"式家庭及高龄失能老年人数量的快速增长，社会老龄化问题日趋严峻。根据《中国人口老龄化发展趋势百年预测》，2020年我国老年人口占总人口的17.2%，呈加速增长之势（图16-1）。传统的家庭式养老和机构式养老模式已经无法满足人们的需求，通过借鉴国外养老经验和对我国养老模式的积极探索，智慧居家养老应成为我国主要养老模式，所占比率应达80%。

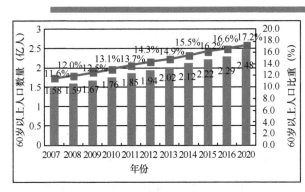

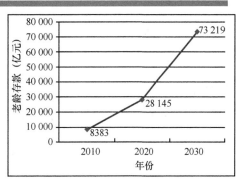

图 16-1 我国养老规模

（1）居家养老受到政府重视，是民生工程的重要组成部分：政府重视是建设养老服务体系的基础条件，只有政府主导、社会参与，才能有效推动养老事业的发展。养老服务社会化工作是一项系统工程，离不开政府的高度重视和大力支持。各地方政府有的成立养老服务社会化工作领导小组，有的将推进养老服务社会化、发展养老服务事业列入经济社会发展规划、城乡建设规划及其他专项规划，有的将建设养老机构、完善养老服务体系列入为民办实事项目和目标考核责任内容，同时出台优惠政策，扶持社会力量兴办养老机构，强势推进养老服务社会化工作，使之蓬勃开展。

（2）居家养老是构建中国特色养老服务体系的核心内容：居家养老是指政府和社会依托社区力量，为居家的老年人提供生活照料、家政服务、康复护理和精神慰藉等方面的服务。它是对传统家庭养老模式的补充与更新，是我国发展社区服务、建立养老服务体系的一项重要内容。在推进养老服务社会化的过程中，国家从出台政策、建立机构、明确任务入手，大力推进居家养老，确立了居家养老在养老服务体系中的基础性地位。

（3）养老服务信息化平台是构建居家养老服务体系的重要载体：社区是社会与家庭的纽带，老年人居住在社区、生活在社区，加强社区服务网络建设对于改善老年人居家养老的环境具有重要意义。在推进养老服务社会化的进程中，通过建设和整合社区服务设施、培育发展社区养老服务中介组织、建立社区养老服务信息平台等，极大程度地提升了社区为老年人服务的能力和水平。

随着我国人口老龄化程度的加深，老年人居家及出行健康安全已经成为家庭、社区及全社会非常关心的问题，其直接关系到千家万户的幸福安宁和社会的和谐稳定，但长期以来尚缺乏科学、合理、有效的解决方案。智慧社区老年健康智能监护系统的推广实施则可从根本上解决这一实际问题，并成为社区老年人群的得力健康安全助手，解决了子女们的后顾之忧。

智慧社区项目预期可实现健康进入家庭，有利于形成健康行为生活方式；提高居民健康自我关注、自我管理意识；为居民提供慢性病筛查及预防保健措施，以降低心律失常等心脑血管突发事件的发生。

## 第二节　智慧社区居家养老云平台

智慧社区居家养老云平台为居家老人提供生活照料服务、健康生活服务、安全方案服务、品质生活服务和公共生活服务。

智慧社区居家养老云平台充分运用通信网络、智能呼叫、互联网+、大数据及云计算等手段，以信息化、智能化呼叫救助服务平台为支撑，以建设信息化、智能化呼叫服务及智慧养老服务中心为基础，以建立老年人信息数据库为核心，以提供紧急救援、生活照料、家政服务、精神关怀、增值服务为基本服务内容，以社区为依托，以有效整合社会服务资源为服务主体，大范围、高效率、低成本地打通及推动养老行业各细分领域的发展，依托智慧居家养老管理软件+智能穿戴设备+微信APP，在社区建立健康服务中心、O2O生活服务中心，为老年人提供落地服务。建立完善的居家养老服务体系，让老年人在日常生活中不受时间和地理环境的束缚，在自己家中即可过上高质量的生活，打造真正意义上的"没有围墙的养老院"，见图16-2。

养老健康管理数据中心是整个智慧养老云平台的核心建设内容，一般以数据库的形式存在，主要分为大数据综合分析模块、健康物联模块、健康档案模块、信息推送模块。

（1）大数据综合分析模块：收集健康信息，自动传输至平台，自动进行数据分析与处理，将结果提供给健康管理师并出具健康干预指导建议。

（2）健康物联模块：健康设备实时检测并自动传输检测指标。支持通过智能穿戴设备一键呼叫和定位，以便进行紧急救助。

（3）健康档案模块：为老年人建立终生的动态电子健康档案。

（4）信息推送模块：实时抓取互联网上的热点内容，实现热点内容采集，根据老年人访问内容进行大数据分析，精准推送相关资讯，如图16-3所示。

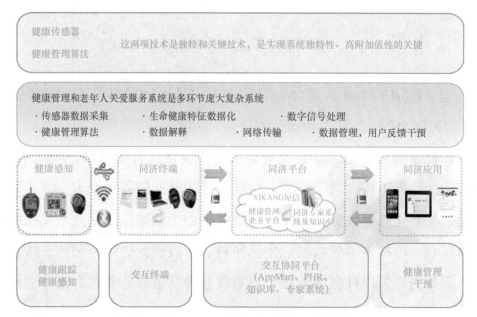

图 16-2　智慧健康养老大数据中心

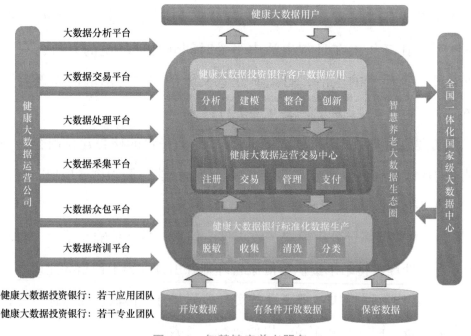

图 16-3　智慧健康养老服务

# 第三节　智慧居家养老服务应用平台

智慧居家养老服务应用平台可分为以下几大部分：机构养老管理系统、社区居家养老服务系统、养老服务综合数据分析系统、养老微服务平台、养老智能化服务应用等。各个系统互有关联，可以单独使用也可以整套使用，平台能将分散的社会养老服务资源、民政监管服务信息、机构服务信息、老年人享受服务信息有机地整合到一起，将老年人养老需求和养老机构提供的服务进行准确的对接，使政府监管及机构运营规范化成为现实，最终可以形成老年人、养老机构、政府三方的快速信息通道。

## 一、养老机构管理系统

为了实现养老机构的信息化管理、提高养老机构的工作效率、合理充分利用院内的资源节约开支成本，并为入院者提供良好、便捷、人性化的服务，应提升养老机构的服务质量和竞争力。

养老机构的信息管理系统需要符合养老机构信息管理的需求，保证系统的稳定性、安全性、先进性、维护的简易性。根据养老院的要求详细规划养老机构的业务系统，主要分为前台系统和后台系统两部分：前台系统用来宣传和展示敬老入院政策、护理条件、生活情况，可网上预约并提供远程管理的接口和远程查询接口；后台系统主要负责院内日常业务管理，包括行政人事管理、护理接待管理、财务管理、后勤管理、进销存管理、医疗管理、餐饮管理、决策分析、基础数据设置。

通过养老机构信息化管理平台的业务平台，建立覆盖行政人事管理，床位管理，护理接待管理，餐饮、医疗管理，院务管理，财务管理，后勤管理，进销存，决策支持，对外展示门户网站的管理信息网络。对于入院人员的住宿、饮食、医护，管理人员通过网络可以依托系统建立规范的工作流程，协调各个部门的管理工作并实现制约，快捷方便地获取各种基础业务数据，并可以通过业务报表为计划和决策的执行提供有力科学的数据保证。外部人员可以通过外部门户网站了解养老机构的入院条件，了解院内情况及相关政策信息，并可以留言互动；家属在外地或者家里可通过机构的网站查看亲人在院内的生活情况，如图16-4所示。

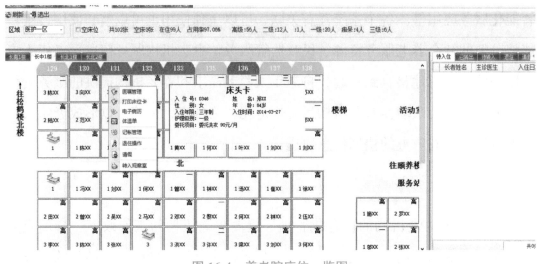

图 16-4　养老院床位一览图

高级管理人员可以通过对外接口随时了解院内的运营情况，从而做出相应的工作布置。通过功能完备、高效便捷、安全可靠、开放性强的管理信息网络为更好地开展业务工作提供有力的支持。

## 二、智慧社区养老服务系统

智慧社区养老服务系统由智慧社区养老助老云服务平台、社区居家用户、社区居家养老服务云呼叫中心和云服务平台服务商构成。其中，社区居家养老服务云呼叫中心为核心部分，社区居家老年人可通过在家中设置一键呼叫器呼叫子女及紧急报警，也可通过家中的智能手机和固定电话拨打公共服务热线，根据自动语音助手来完成相应的服务需求。同时，居家老年人可通过智能电视、智能终端和智能手机上的APP来查看和预约智慧社区养老助老云服务平台提供的相关服务。社区周边及全市养老服务商家可通过云服务平台加盟合作，为社区老年人提供全面周到的服务，如图16-5所示。

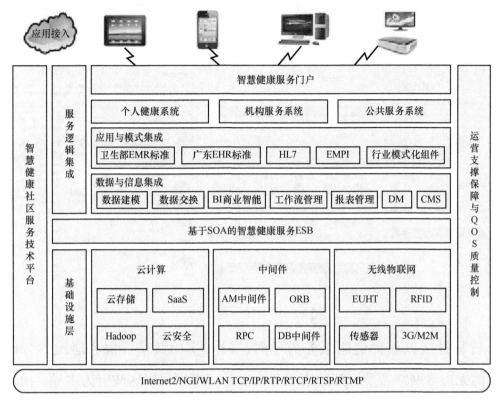

图 16-5　智慧社区养老服务技术平台架构

智慧社区养老助老云服务平台会收集居家老年人的基本信息、子女信息、特殊老年群体（如空巢老年人）、健康情况等信息，形成一套三代亲属关系树图，为民政部门提供低保扶助等相关数据支撑；同时针对老年人的健康情况，为老年人有针对性地推送相应服务，使老年人能够方便、快捷地使用服务平台。

社区居家养老服务系统以老年人档案数据为基础，为社区居家养老的老年人提供生活照料、家政服务、康复护理及精神慰藉等服务。其主要功能分为老年人档案的管理、工单的管理、服务信息的管理、协同管理等。

健康服务中心设立的检测一体机、动脉硬化检测仪、骨密度检测仪等各类检测设备可检测健康信息并保存至数据中心个人健康档案。通过智能穿戴设备将老年人血压、心搏、血脂等数据采集上传至数据中心，健康数据分析中心经过大数据分析之后，给用户推送健康指数，提醒其实时关注自身健康状况。根据日常习惯、健康评估生成健康干预方案，给予健康生活指导，如图16-6所示。

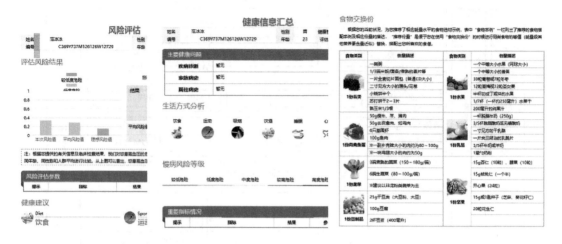

图 16-6 健康养老干预方案

智慧社区以居民健康服务为导向，以"实用共享、服务居民、方便管理"的无边界网络智慧医疗健康服务为主旨。本项目以区政府为主导，由区科信局和卫生局统筹规划。采用医、产、学、研、资相结合的建设模式，基于区域智慧健康信息平台，以无线医疗检测仪及智能终端为载体，依托云计算技术打造居民、社区、医院互通共享的智慧健康服务平台。实现居民健康自参与、自服务、自管理。

### 三、智慧社区养老服务总体目标

（1）建设智慧健康服务平台，实现医院服务向家庭延伸，居民健康需求在家庭即可便捷获取。

（2）以健康移动设备为载体，整合居民健康档案管理、健康监测、远程监护、健康教育等功能，实现健康入家庭，提高居民健康自我参与意识。

（3）健全社区卫生服务体系，应用医疗Pad及便携式健康检测仪器开展上门随诊，实时维护健康档案，建设社区自助式健康体检屋，实现居民慢性病自服务、自管理。

（4）开展实名制健康网络社区服务，实现以健康为主题的网络社区交流、就医经验分享、医患互动、寻医问药等服务功能。

（5）搭建居民、医院、社区、政府互通共享的沟通交流平台。

社区医疗服务的主要功能有两项：一项是基本医疗，一项是公共服务。从理论上来说，社区卫生服务机构可以为居民提供低价、就近、方便、快捷的医疗卫生服务，从而吸引居民到社区卫生医疗机构就医，分流小病患者，进而实现有限医疗资源的最大化合理配置。随着老龄化社会的到来，人们对社区医院的需求将进一步增强，这将推动社区医疗机构的发展和完善。但是，通过对社区医院现状的调查分析，其结果并不如预期那样乐观。据相关调查显示，有超过半数的居民表示，如果生病不愿去社区医院就诊。其中的原因，不外乎对人和软硬件资源不放心，对医生的资质和水平不放心，对简陋的设备和松散的管理不放心。

## 四、社区养老中社区医院的发展问题

（1）缺钱、缺资源。社区医院的资金来源多是财政性投入与营业性收入相结合，但是目前许多社区医院处于亏损状态，筹资渠道有限、经费不足、医疗保险与社区卫生组织服务项目匹配性不强等原因造成了这一现状。

（2）缺人才、缺管理。好的医生大多集中在大医院。老百姓不愿去社区医院看病关键是担心社区医院医疗水平低下，缺乏高素质的全科医师。观念、约束和激励措施的缺失共同造成了这一问题。事实上，不仅居民普遍认为好医生都在大医院，而且医生也普遍认为好岗位都在大医院；另外，收入上的差异也是促使医生都趋向大医院的重要因素之一。

（3）缺乏信任。患者固有的就医观念造成对大医院的心理依赖。调查显示，三级医院65%的门诊患者和77%的住院患者均可分流到社区卫生机构，但大家还是一窝蜂地涌向大医院，社区医院分流轻微病患的作用并没有得以体现，见图16-7。

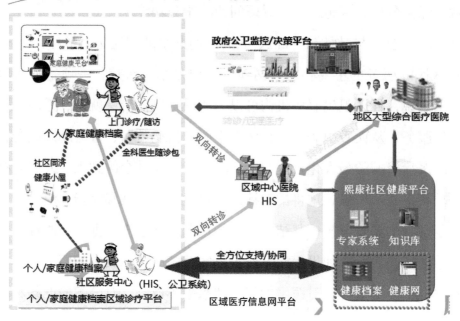

图 16-7　智慧社区医疗服务

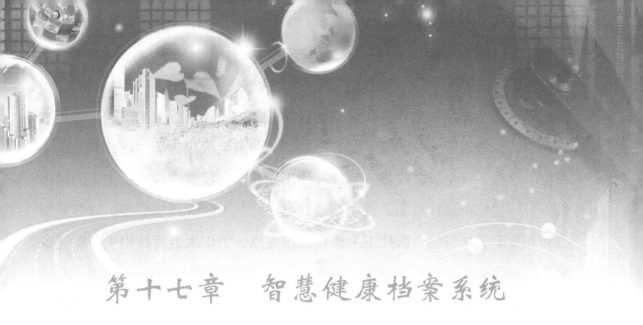

# 第十七章　智慧健康档案系统

## 第一节　健康档案的应用条件

伴随着我国信息化建设的深入，医院信息管理系统（HIS）在医院财务、流程等方面日益完善，但同时也形成了大量的"信息孤岛"。因此，以实现卫生信息共享和业务协同为核心的区域卫生信息化建设成为下一步推进医疗卫生信息化的核心内容。借助云计算的理念和技术建设标准化的电子健康档案体系和系统对于节约建设经费、降低维护成本、推进数据标准化、提高资源利用率具有巨大的应用价值。

智慧健康档案系统是依托网络技术，建立在完整的电子健康档案和电子病历的数据基础上，为居民提供健康服务的工程，是利用云计算、物联网等技术建立的以覆盖全市城乡居民健康档案为基础的医疗服务平台，可实现居民健康数据的采集与共享，推广以社会保障卡为载体的区域医疗一卡通，以"健康云"为居民提供更好的医疗服务。其主要有两个数据库（电子病历数据库和健康档案数据库）和三个区域应用（区域心电、区域PACS、区域LIS），是一个以服务（居家养老）为核心的区域医疗服务平台。

区域卫生管理层表示区域智慧健康信息平台的管理中心在实际应用中可以是一个区县级智慧健康信息数据中心，也可以是更高一级的数据中心。区域卫生管理层主要提供一系列服务，作为服务于卫生医疗区域（如省、地区、县市卫生管理机构）的单一实例而存在，主要服务组件包括注册服务、公卫数据服务、医疗数据服务、全程健康档案服务、数据仓库服务等。

辖区卫生机构层是指在所管辖的区域范围内相关医疗卫生机构（包括三级医院、二级医院、社区卫生服务中心、公共卫生机构等）的所有业务应用系统，这些系统生成、收集、管理和使用那些与区域范围内居民相关的健康数据，包括临床医疗数据、健康档案数据、公共卫生管理数据等。这些系统分布在所有为居民提供医疗卫生机构的服务点，为广大老百姓提供各类健康服务。

近年来，随着医疗管理信息化的发展，目前已在市级建立起以健康档案为基础的社区公共卫生服务平台，并应用于社区卫生服务站中。同时，各医院也逐步建立起以电子病历为核心的HIS系统，这些系统可收集大量的居民诊疗信息。但由于目前还未建立整合这些较分散信息的区域医疗服务平台，由社区收集的与患者健康密切相关的医疗信息在患者到医院就诊时无法共享运用。同样，在医院就诊时的用药、门诊住院病历等信息也无法归入公共卫生服务平台。网络条件：市级医疗机构的网络已建成，经过多次的扩容改造，目前已覆盖了市级的医院、社区服务中心及社区服务站，基本上将网络延伸到了所有的乡镇和村卫生室；网络的范围和带宽已能够满足区域医疗的要求。

统一的信息化标准是医疗卫生相关信息系统互联互通、医疗卫生相关单位信息共享、医疗卫生相关部门业务协同、个人健康信息安全保密的前提。系统应以卫生部《健康档案基本架构与数据标准》《电子病历基本架构与数据标准》及《医院信息系统基本功能规范》等规范为标准，以《基于健康档案的区域卫生健康信息平台建设指南》为指导进行建设。资源整合利用现有的应用软件、健康档案数据、网络环境和云计算技术，推进智慧健康信息网络的互联互通，将卫生领域已有的信息网络进行充分整合，促进业务系统的协同运作，整合已建成的城乡居民健康档案系统、各医院的电子病历系统、药品"三统一"系统，避免重复建设，如图17-1所示。

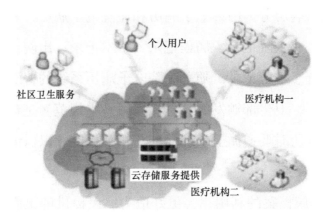

图 17-1 基于云存储的电子健康档案系统服务模式

通过实现健康档案全生命周期的安全管理，保障社会民众健康资料存储及使用安全，做好居民健康管理工作，推进智慧健康工作进程，为健康中国战略做好基础信息保障，主要实现的任务如图17-2所示。

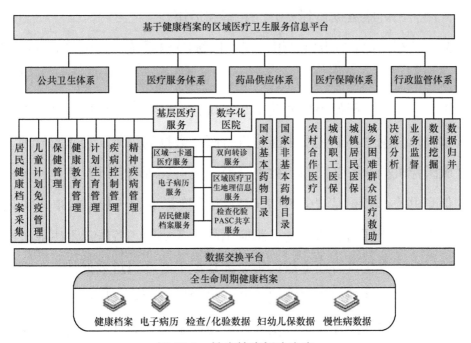

图 17-2 健康档案解决方案

（1）基本建成覆盖全市的健康档案和电子病历等两个基础数据库。以居民家庭健康档案为主线，运用多档合一的方法，规范科学地记录居民接受社区、医院卫生服务的全过程，集中展现生命个体不同阶段中所有的健康相关信息，实现了健康档案连续、动态管理的目的，使健康档案数据得到更为充分的共享和运用。电子病历分为门诊电子病历和住院电子病历，其中住院电子病历包含的内容较多，有入院记录、病程记录、手术记录、出院记录等，是临床诊断治疗过程的系统、规范记录。随着医院电子病历系统的普及，应考虑其在各医疗机构间的共享，卫生部颁发的《电子病历基本规范》是数据交换的标准，各医院实施电子病历时要遵循卫生部标准及相关标准，以保证电子病历数据的互认。

（2）提高健康档案的利用率，更好地为居民提供健康服务。根据卫生部发布的社区智慧健康信息相关标准和规范，参照国家标准，以一个网络、一个平台、一套数据标准为建设原则，结合有关基层医疗服务信息化的实际情况，整合已运行的公共卫生服务系统，将市级基层医疗服务单位、卫生行政部门、妇幼保健机构和各社区卫生服务机构的管理信息系统统一在一个数据交换平台中运行，使居民健康数据得到充分的共享和运用。

（3）以区域医疗为指导思想，建立区域EMR系统、区域LIS、区域PACS系统，建设区域医疗数据中心，在国家行业标准的规范下，实现全区范围内患者病历、检验单、影像报告的共享与互认，为各级医疗机构提供数据支持服务。区域医疗数据中心的主要职能是进行医疗数据的采集、存储与管理，既可完成区域医疗机构业务部门间的数据交换，又可实现与管理及其他相关机构或部门的信息共享，以健康档案HL7 CDA为交换标准设计数据接口，实现区域内医疗卫生行业跨部门、跨系统、跨应用的业务协同。各医疗卫生业务部门可通过本部门的数据接口将业务数据集成到数据中心，通过数据共享与交换平台和其他医疗卫生业务部门进行数据交换。根据制定的数据接口标准，运用多种数据集成方式，将各医疗卫生机构的业务数据采集到数据中心进行存储。依据数据的一致性、安全性原则，将分离的数据整合，并保持实时更新，以供医疗卫生机构和管理部门进行数据交换、查询和统计分析。

（4）建设和完善妇幼保健信息管理系统。妇幼保健工作是医药卫生体制近期五项重点改革中"促进基本公共卫生服务逐步均等化"的国家公共卫生服务项目。妇幼保健信息系统是医药卫生体制改革需要重点建设的公共智慧健康信息系统的重要组成部分，其收集和管理的特殊人群（妇女、儿童）健康个案信息是居民健康档案的主要组成内容和重要信息来源。卫生部发布的《基于区域卫生信息平台的妇幼保健信息系统建设技术解决方案》提出了以健康档案和区域智慧健康信息平台为基础的新一代妇幼保健信息系统建设的有关基本概念、总体设计思路和业务需求，是区域医疗智慧健康信息化建设中的一个重要应用组成部分。遵循国家卫生部的相关标准规范要求，根据国家智慧健康信息化建设总体方案和实际需求，建立基于区域智慧健康信息平台的妇幼保健信息管理系统。

（5）建设远程心电等远程医疗信息化系统。部分乡镇卫生院、社区卫生服务站配备了心电图设备，可以为患者做心电图，但无法通过心电图快速确诊患者的病情，可能会因此耽误病情，甚至危及生命。通过实现远程心电，可从系统中调出患者的检查资料，由专家医生分析确诊。

（6）建设网上预约挂号平台。通过建立区域预约挂号平台，整合市内医疗服务资源，患者或患者家属在网站上就可查看市内所有医院的医生坐诊信息，方便预约和挂号。通过实名预约挂号系统高效率地利用医疗服务资源，患者在家里利用网络就能够完成看病挂号，从而实现随到随诊、按时赴诊，避免长时间的不确定排队候诊。通过实名预约挂号系统推动医疗合理分流，破解挂号难题，合理分流是关键。开展预约挂号，能够促使医院管理人员在多少号用来预约、怎么预约等问题上动脑筋、想办法，加强宏观调控。通过预约挂号系统，医院可以提前掌握就诊患者的数量、病种，合理安排医生接诊，协调患者就诊时间，实现均匀就诊。还可以先由导诊医生分诊患者，而不是一开始就挂专家号，以便充分发挥医院内部的导诊作用，有意识地给予患者正确的引导，有效破解"不管大病小病都看专家"的难题，减少专家的负担，缓解挂号难的现状。

（7）建立网上健康档案查询系统。居民可根据健康档案号上网查阅自己的健康档案信息，调阅检验检查报告、体检报告、慢性病的指标及用药情况。

（8）扩展社保卡的功能。应用社会保障卡的目标是建立便民利民的社会化服务体系，市民凭此卡可办理劳动就业、社会保障和银行业务等个人业务。实现此目标的前提是形成准确、一致、共享的市民基础信息数据库，需要协调劳动就业、社会保障、金融等单位的数据库与信息管理系统。建设社保卡金融功能支付平台，实现社保基金的在线征缴和发放。该平台将激活社会保障卡的金融功能，使之能应用于全区社会保险基金征缴，包括养老保险、医疗保险、工伤保险、生育保险和失业保险等待遇支付，并根据各地实际，逐步拓展到其他政府公共事务应用领域。

（9）整合社会保障卡与居民健康卡，方便居民就医。区域医疗卫生健康一卡通是区域医疗信息平台的重要基础。社会保障卡定位于社保报销领域的身份标识和金融支付，居民健康卡定位于健康档案共享及医院内就诊流程中的一卡通。两种卡都可作为身份标识的介质，可以合并成一张卡，集成预防、就医、保健、体检、咨询、购药等服务。

（10）实现以患者为中心的就医管理。建立以患者为中心的就医管理系统，以健康档案为中心、以健康卡为载体，与公共卫生服务系统、医院管理信息系统组成区域医疗卫生服务平台，与各医疗机构共享健康数据，为居民提供健康服务。推广"先诊疗，后结算"的服务模式，在区域内实施健康卡，实施预约挂号等，以方便居民就诊。

（11）建设市级药品"三统一"的药品供应保障信息体系。药品"三统一"信息系统是药品采购、使用、监督的一体化管理软件系统，可实现卫生行政部门、各级医疗机构和配送企业对药品"三统一"流程各个环节的监督管理工作，通过物联网技术跟踪记录药品出厂、配送、运输、入库、销售的全过程，实现全市医药流通的回溯、稽核、监督和管理，通过信息化方式简化了药品流通流程，加强了卫生行政管理部门对医疗机构和配送企业的监督和管理。

（12）实现居民健康管理及决策的支持。通过区域智慧健康信息共享平台，对健康档案进行统一标准、统一存储、统一管理，使居民能够及时了解健康信息的情况。通过区域智慧健康信息平台，为每个居民提供以保护隐私为前提的健康档案查询服务，居民通过上网就能够了解到自身的健康情况，从而达到健康教育和健康干预的目的，做到疾病的早预防、早治疗和早康复。通过提供决策支持，包括居民健康和流行病学数据分析、社会应急预警信息、健康管理的服务信息、疾病预防控制信息和社区农村卫生服务信息等，为政府卫生管理部门及相关的机构提供准确的数据分析。

（13）实施双向转诊服务的信息化。以信息化手段提供患者身份验证、验证社区中心和医院间的签约关系，双向转诊时双方共享该患者诊疗信息、验证病种范围、适应证，规范转诊流程和保障措施，"上转"时公布转诊医院的基本情况、专家特长、相关检查项目及价格，"上转"时提交转诊申请信息，在转诊医院可优先排队、提供信息通道，供社区了解已转诊患者的诊断治疗情况，便于社区提供跟踪服务、提供信息通道，供转诊医院了解已转回社区的患者的恢复情况。

（14）为公共卫生服务提供信息化手段。通过信息系统的建设，为社区卫生服务机构开展基本医疗和公共卫生工作提供信息化手段，实现了家庭健康档案、智慧健康信息统计、慢性病防治、妇幼保健、传染病管理、健康教育等社区卫生服务工作的电子化、科学化、规范化。

（15）为医疗卫生行政监管提供数据支持。采用授权分级审阅的办法，为行政主管部门的行政决策、绩效考核和财政监管提供依据；为居民掌握健康知识，了解社区卫生服务机构建立了信息网络平台。真正实现了基层医疗服务、社区卫生服务基本医疗、公共卫生服务、社区信息分析、绩效考核、财政监管的一体化数字管理。

（16）建设智慧居家养老管理服务平台。建设由智能手表终端、养老服务云平台、养老服务呼叫中心、社区工作人员或志愿者、老年人的子女和其他家人、通信运营商、医疗机构、各类老年服务提供商等组成的养老管理服务平台，共同组成智能化、全方位的居家养老服务。

# 第二节　电子健康档案平台项目规划

## 一、居民健康档案的建立

（1）辖区居民到社区卫生服务中心（站）、乡镇卫生院、村卫生站接受服务时，由医务人员负责为其建立居民健康档案，并根据其主要健康问题和服务提供情况填写相应记录。同时为服务对象填写并发放居民健康档案信息卡。

（2）通过入户服务（调查）、疾病筛查、健康体检等多种方式，由社区卫生服务中心（站）、乡镇卫生院、村卫生站组织医务人员为居民建立健康档案，并根据其主要健康问题和卫生服务需要填写相应的记录。

（3）将医疗卫生服务过程中建立的健康档案相关记录表单装入居民健康档案袋统一存放。农村地区可以家庭为单位集中存放保管。有条件的地区应将相关内容录入计算机，建立电子化健康档案。实施居民健康档案项目，建立居民健康档案项目规划，如图17-3所示。

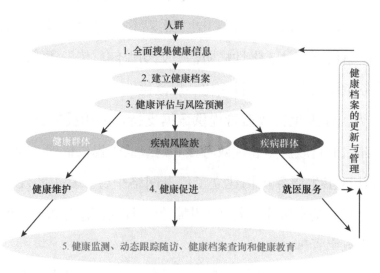

图 17-3　居民健康档案项目规划

## 二、居民健康档案的使用

（1）已建档居民到基层医疗卫生服务机构复诊时，应持居民健康档案信息卡，在调取其健康档案后，由接诊医生根据复诊情况及时更新、补充相应记录内容。

（2）入户开展医疗卫生服务时，应事先查阅服务对象的健康档案并携带相应表单，在服务过程中记录、补充相应内容。

（3）对于需要转诊、会诊的服务对象，由接诊医生填写转诊、会诊记录。

（4）所有的服务记录由责任医务人员或档案室管理人员统一汇总、及时归档。

（5）农村地区建立居民健康档案可与新型农村合作医疗工作相结合。

## 三、居民健康档案服务流程图

如图17-4至图17-6所示，系统总体架构分为两个层次：区域卫生管理层和辖区卫生机构层。根据对各地区域智慧健康信息化发展目标和需求的分析，基于健康档案的区域智慧健康信息平台建设应该是在各地目前各医疗卫生机构信息系统的基础上构建一个基于智慧健康信息数据中心和EHR数据中心，制定统一的标准，有效整合医疗卫生业务应用系统，形成一个互联互通的医疗卫生业务协作网络。

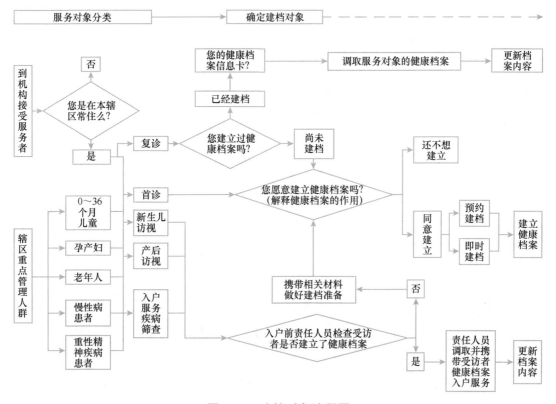

图 17-4 建档对象流程图

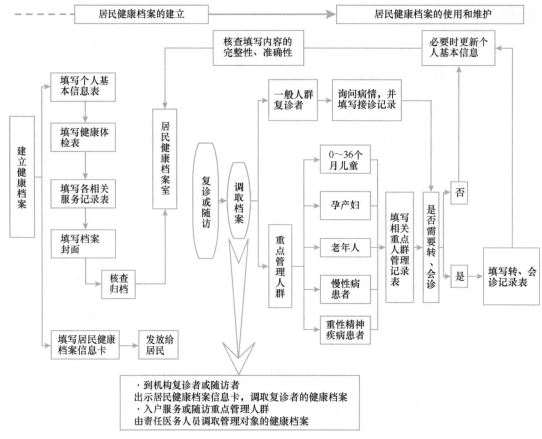

图 17-5　居民健康档案管理流程图

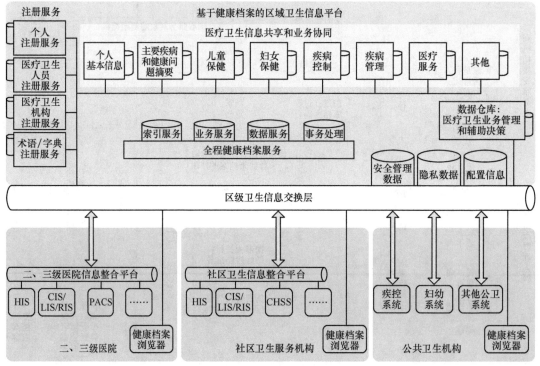

图 17-6　系统总体架构图

# 第三节　移动电子病历系统概述

移动电子病历以电子化方式记录患者就诊的信息，包括首页、病程记录、检查检验结果、医嘱、手术记录、护理记录等，其中既有结构化信息，也有非结构化的自由文本，还有图形图像信息。其涉及患者信息的采集、存储、传输、质量控制、统计和利用。移动电子病历在医疗中为主要的信息源，可提供超越纸张病历的服务，满足医疗、法律和管理需求。

与传统的纸质病历相比，移动电子病历在保护隐私方面做得很好，而且保存与携带都很方便，相当于把患者病历装入手机，医生、护士、患者可以随时查看。且病历内容的录入操作简单便捷，传输速度快，成本低，极大地提高了医院的工作效率和医疗质量。

## 一、移动电子病历系统的特色

移动电子病历系统有以下特点：①结构化存储；②病历模板库；③必填项检查；④支持各种医学专用表达式（如月经史、胎心、龋齿位置的公式表述）；⑤支持病历文档三级检诊（三级审核）功能；⑥支持修改痕迹保留，保留各级医生的修改痕迹；⑦时效控制机制，采用工作流主推模式，自动提示任务，及时提醒和催促医务人员按时、按质、按量完成病历书写工作，有效避免病历文档的缺写、漏写、延时书写；⑧支持数据元素绑定、实现了多文档同步刷新技术；⑨表格处理能力（可以方便地制作表格病历），支持表格嵌套、合并单元格、拆分单元格、删除行、删除列、添加行、添加列、表格内插入元素、手动或自动调整表格宽度；⑩支持对输入的数值进行合法性校验、检查。

## 二、移动电子病历系统模块的介绍

**1. 移动电子病历平台：门诊护士工作站**　基于移动电子病历平台的门诊护士工作站分系统是协助门诊护士对门诊患者完成日常护理工作的计算机应用

程序。其主要任务是协助护士核对并处理医生下达的注射、治疗、换药、抽血、手术、留观等工作，对注射治疗等执行情况进行管理，并对门诊科室注射材料、药品等用品进行管理。同时协助护士完成护理及门诊分诊、导诊等日常工作。

**2. 移动电子病历平台：门诊医生工作站**　基于移动电子病历平台的门诊医生工作站是协助门诊医生完成日常医疗工作的计算机应用程序。其主要任务是处理门诊记录、诊断、处方、检查、检验、治疗处置、手术和卫生材料等信息。可与挂号、收费、分诊、医技、检验、PACS等系统联用。可设置发药后打印处方清单，也可解决处方流失问题。提供药品的功能、药理作用、配伍禁忌等查询，辅助医生诊治。患者就诊后自动形成电子病历。

**3. 移动电子病历平台：住院医生工作站**　基于移动电子病历平台的住院医生工作站是协助医生完成病房日常工作的计算机应用程序。其主要任务是处理诊断、处方、检查、检验、治疗处置、手术、护理、卫生材料及会诊、转科、出院等信息。其可与护士站、LIS、PACS、医技、手术麻醉、药房、住院科、病案统计系统连接，实现全院信息共享，发送医嘱和调阅检验及影像报告。病历和医嘱有全院级、科室级、个人级等多级模板，平台对常用药品和常用项目等有自我记忆功能。最终由完整的入院记录、病程记录、出院记录形成完整的移动电子病历。

**4. 移动电子病历平台：住院护士工作站**　基于移动电子病历平台的住院护士工作站是协助病房护士对住院患者完成日常护理工作的计算机应用程序。其主要任务是协助护士核对并处理医生下达的长期和临时医嘱，对医嘱执行情况进行管理。同时协助护士完成护理及病区床位管理等日常工作。

### 三、移动电子病历系统的优势与价值

（1）系统间信息将完全共享，保证数据一致性、安全性、稳定性，一体化将带来更加方便的管理。

（2）可安全、稳定、可靠地实现操作系统、数据库、网络系统的选择要求。

（3）考虑到系统要保持未来系统的先进性，保证功能是可以扩展的，系统必须具备良好的可扩展性。

（4）数据安全。①确保医院的数据不受外界的干扰；②全面实现医疗数据篡改的实时跟踪，增强医院的可控制管理，这也是医院减少医疗事故的有效措施，为医院通过相关的国家与国际认证打下坚实基础。

（5）保证系统能"7天24小时"安全运行，并有冗余备份。

## 四、三维健康档案信息模型

三维健康档案信息模型是以人的健康为中心，以生命阶段、健康和疾病问题、卫生服务活动（或干预措施）为三个纬度构建的一个逻辑架构，用于全面、有效、多视角地描述健康档案的组成结构及复杂信息间的内在联系。通过一定的时序性、层次性和逻辑性，将人一生中面临的健康和疾病问题、针对性的卫生服务活动（或干预措施）及所记录的相关信息有机地关联起来，并对所记录的海量信息进行科学分类和抽象描述，使之系统化、条理化和结构化，如图17-7所示。

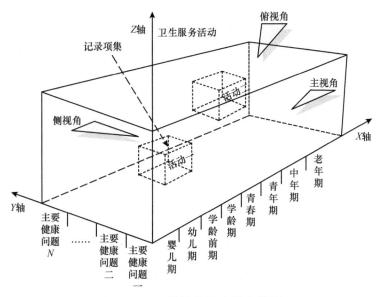

图 17-7 三维健康档案信息模型

（1）第一维：生命阶段。可按照不同生理年龄将人的整个生命进程划分为若干个连续性的生命阶段，如婴儿期、幼儿期、学龄前期、学龄期、青春期、青年期、中年期、老年期等八个生命阶段。也可以根据基层卫生工作的实际需要，按服务人群划分为儿童、青少年、育龄妇女、中年人和老年人。

（2）第二维：健康和疾病问题。每一个人在不同生命阶段所面临的健康和疾病问题不尽相同。确定不同生命阶段的主要健康和疾病问题及其优先领域，是客观反映居民卫生服务需求、进行健康管理的重要环节。

（3）第三维：卫生服务活动（或干预措施）。针对特定的健康和疾病问题，医疗卫生机构开展一系列预防、医疗、保健、康复、健康教育等卫生服务活动（或干预措施），这些活动反映了居民健康需求的满足程度和卫生服务的利用情况。

三维坐标轴上的某一区间连线所圈定的空间域表示个人在特定的生命阶段因某种健康或疾病问题而发生相应的卫生服务活动时所记录的信息数据集。理论上，一份完整的健康档案是由人从出生到死亡的整个生命过程中产生和记录的所有信息数据集构成的。

三维健康档案信息模型的研发以居民个人健康档案为基础、以家庭档案为单元、以社区档案为区块、以区域档案为中心，实现连续、全方位的健康档案动态管理。个人档案提供个人基本人口学资料、行为生活习惯、既往病史、主要健康问题、就诊、体检和健康影响因素等资料的管理，系统功能包括档案的新建、更新、查询与浏览等。居民个人健康档案与家庭特征结合可构成家庭健康档案，而家庭健康档案与社区特征结合则构成社区健康档案，社区健康档案通过电子健康档案交换平台汇聚到电子健康档案数据中心。实现区域内档案迁移的管理包括迁入、迁出。利用时序多维空间模型模拟一个人从出生至死亡的过程，从不同主要健康问题的角度展现卫生服务措施或干预措施的管理。此外，三维健康档案信息模型将实现与专科（综合）医院的双向转诊，完成就诊记录、转诊记录，实时补充个人健康档案，是实现"活"档案的重要途径，从而实现"小病在社区、大病到医院、康复回社区"的目的。

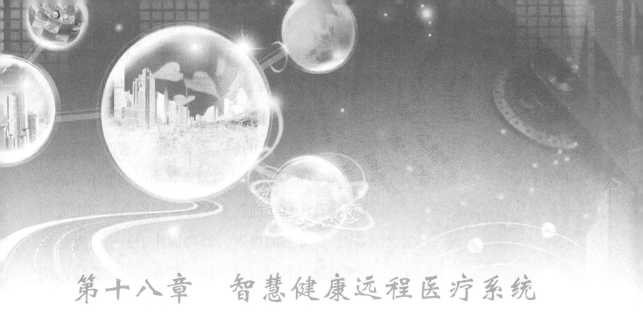

# 第十八章　智慧健康远程医疗系统

## 第一节　构建智慧健康远程医疗系统的必要性

中国人口老龄化时代已经到来，2020年年末，60岁以上老年人将达到2.5亿，到2050年将达到4亿以上，占总人口的30%以上，这势必会导致老年人对医疗的需求呈现喷井式爆发。这些医疗需求中很多无须面对面诊疗，医院可以利用远程医疗信息化平台介入老年人慢性病治疗，通过视频、图片、语音等网络沟通方式，以及移动终端设备上的健康服务监控平台和可穿戴医疗设备，实时监控老年人体征数据。医生也可以远程观察病情，给出合理医疗方案，病患足不出户就能享受医疗服务。

远程医疗主要有以下3种基本类型。

（1）实时互动远程医疗：即医患双方通过电讯设备，如声音、影像、视频等，实时双向互动交流来提供医疗诊断或咨询服务，主要用于远程精神科、心脏科、急诊科、重症监护室和居家会诊等领域。

（2）非实时储存远程医疗：即重放远程医疗，将患者信息或影像资料先储存于电脑、手机或电子病历，经重放供远程诊断，多用于远程放射科、皮肤科、眼科、电子病历会诊等非紧急情况。

（3）远程监测：使用终端监测仪器收集患者生理数据，再传递给医务人员进行判断，分析病情，多用于监测慢性病（如心脏病、糖尿病）及植入医疗装置的情况。

远程医疗与通信技术发展紧密相连：无线电波、电话、电视、传真的发明使得放射科医生远程解读X线片和远程专科医疗成为可能。依赖于政府的大力推广及支持，中国医疗行业将迎来革新换代的快速发展期，远程医疗将成为医疗行业发展的重中之重。这一决定是由我国医疗资源在各地的配置不平衡导

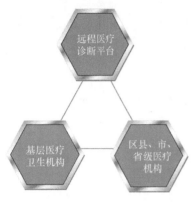

图 18-1 双向分级诊疗图

致的，我国80%的优质医疗资源均集中在中大型城市，但80%的患者人群却居住于经济欠发达城市或地理位置偏远的乡镇。只有使远程医疗系统整合城乡医疗资源，才能为看病难这一长期存在的难题提供解决方案，远程诊断、分级诊疗在越来越多的医疗机构间快速铺开，使优质医院机构重新配置，如图18-1所示。

电子计算机和互联网的兴起为电子化医疗体系和移动医疗奠定了技术基础。移动医疗不再只是无其他选择时的替代性医疗服务，即用在医疗资源匮乏地区或无法提供面对面医疗服务的事件上，而是根本性地改变了传统医疗模式，可以无时空限制地分享医疗服务，这一特征特别适用于慢性病人群和其他需要多专业服务的高医疗需求人群。

降低患者医疗成本，避免"小病拖、大病扛"。"看病难，看病贵"一直是我国医疗事业面临的困境，过去很多经济条件不好的家庭为了减少开支只能"小病靠拖、大病靠扛"。据调查，我国农村地区贫困户中，因病致贫率高达37.8%，因病致贫成为农村地区贫困的主要原因之一。如果偏远地区的患者在家里可通过视频与基层医生和初级保健医生进行分诊服务，实现小病可以在基层医院解决，大病可以提前预约会诊，这样就可以减少病患不必要的费用。

由于优质专家资源的稀缺，病患想要挂到专家号往往需大排长龙，"看病难"一直是个老大难问题。而且由于分层诊疗体系尚未建立，外地患者初诊时往往直接去城市大医院，却通常遇上"人满为患""专家号满"。依托信息化技术开展远程医疗服务是提高基层医疗服务水平、解决基层和边远地区人民群众看病就医问题的有效途径之一。《中共中央国务院关于深化医药卫生体制

改革的意见》《"十三五"卫生与健康规划》和《国务院关于促进信息消费扩大内需的若干意见》等文件都对此提出了明确要求，即开展远程医疗服务。

以政府和公立医院为主导，建立一体化区域多学科远程诊断平台，面向医联体内以肿瘤为代表的疑难危重症疾病，基于患者多学科临床资料，实现交互或者非交互方式远程多学科诊断/家庭远程监护系统/远程病理诊断/远程影像诊断/远程心电诊断/远程实时超声诊断/远程医学教育业务，实现区域内各级医院之间的互联互通和医疗数据共享，共享区内优质医疗资源，同时与外部高端医疗服务资源建立连接，促进区域医疗卫生服务质量与水平的提升，如图18-2所示。

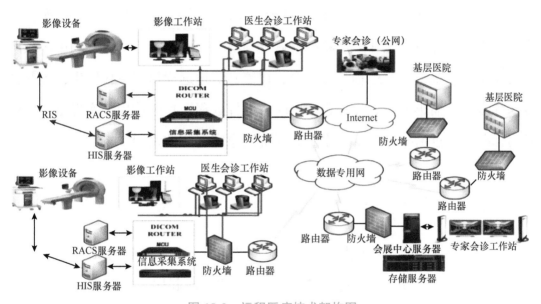

图 18-2　远程医疗技术架构图

首先，利用移动医疗云将区域内的各级医疗机构资源进行整合。根据不同基层医院的需求，实际落地地帮助医院搭建区域性医联体、专科/临床专科医联体、医教研医联体，构建区域智慧健康信息平台，打通区域性三级甲等医院、二级医院、一级社区医疗服务中心的业务、数据、信息通道，共享电子病历系统、检验信息管理系统，更可在需要时联系北上广高端医院的专家进行诊断，将上下端医院有效连接起来，打破了地域限制，可实现"小病不出社区""大病不出本区"，患者无须长途跋涉就可快捷享受大医院的同质化医疗服务。

其次，利用远程会诊系统满足养老机构的医养结合需求。基层医院可与当地养老机构合作，医生可利用摄像头和麦克风等手段完成对患者的基本"望"和"问"，通过移动手机APP，老年人可以直接与医生点对点咨询，了解病情后，老年人可直接预约挂号会诊科室，或者由医院提供上门看诊服务。除了远程咨询会诊外，还可以远程监护和远程探视，通过远程监测平台可监控养老院各个房间内老年人的详细情况，自动收集和评价老年人的体征数据，出现异常及时通知医护人员。同时，利用远程探视系统，医生与家属可以随时随地关心老年人，给出最新医嘱，稳定老年人情绪，加快其康复进程。

最后，利用互联网大数据信息平台，医疗机构可以建立患者资料库，精准掌握患者的健康状况和经济状况，做好预防、保健、治疗工作。利用区域医院交流沟通系统，搭建远程教育平台，快捷有效地远程培训乡村医生，提升县乡医疗水平，缩小城乡卫生差距。同时，发挥远程医疗的作用，实现重大疾病及时诊断、就近治疗，减少外出看病对贫困家庭造成的负担。

## 第二节　智慧健康远程监测系统

远程健康监测，即使用小型、易随身携带的无线计算或通信设备，以互联、移动、开放、共享为特征，围绕老年人的生活起居、安全保障、保健康复、医疗卫生、娱乐休闲等各个方面，面向老年人、服务单位等相关人员和组织，开展的信息采集、信息整理、信息利用和信息服务。其可满足老年人、家属及医护人员对健康信息服务的需求。

远程健康监测设备包括智能手机、平板电脑、笔记本电脑、智能家居设备、无线识别技术、智能传感器及可穿戴设备等。老年是慢性疾病高发时期，如糖尿病、高血压、老年痴呆、心血管疾病及各种并发症。为了保障老年人的健康和老年生活质量，科学、长期的健康管理服务是必不可少的。针对上述问题，动员老年人实施健康管理，这样他们可以在家里享受健康信息服务，亲自管理生理参数，实时接受慢性疾病治疗和提醒，并可及时与医务人员沟通，从而减少医疗资源的浪费，并为特定领域提供医疗数据支持。

智慧健康远程监测子系统设计的老年人养老过程中的身体健康监测及健康管理主要针对老年人慢性疾病高发问题，记录管理相关生理参数，依据医学标准对数据进行自动分级并预警；责任医生根据用户实际情况制订相关治疗计划和方案，移动应用将定时提醒老年人完成计划，并记录依从情况。通过以上过程实现行为干预，达到防治慢性病的目的。慢性病有很多种，而且往往有很多疾病共存的现象。例如，高血压患者往往伴有糖尿病。因此，系统管理应以病种为目标，从相对简单的单一病种开始，逐步积累为多病种和复合性疾病。个性化健康管理应以患者为中心，以服务为核心，整合完整的患者临床和院外健康数据，全面获得更全面的治疗方案。

智慧健康远程监测子系统的设计方案主要分三个模块，分别是老年用户使用的移动端、医护人员管理使用的PC端和主要数据处理的后台系统，模块间的数据交互主要通过Web Service完成。数据库/服务器将承担大部分的数据处理工作，以减轻前端工作量，这样有利于提高运行效率，减小代价。数据库集成了老年人的临床数据和移动医疗采集的数据，构成了完整的健康管理内容，也为慢性病的治疗干预提供了更全面的数据参考。

鉴于未来用户数量增多、个人健康信息庞大、健康业务繁多，考虑使用大数据的分布式存储、云处理，有助于提高系统整体运行速度。老年用户的移动端，除相关生理参数的记录（体重、血压、血氧、血糖等）引入行为干预和任务提醒，针对不同的病种实行相应的医学知识教育、饮食控制、药物使用提醒、运动推荐等，真正达到慢性病防治的效果。和大多社交软件一样，老年人当然也能和医护人员实时交流消息，咨询相关病状。医护人员则使用PC或平板电脑参与老年用户的健康管理，审查老年人需要关注的生理参数近况，查看制订计划的完成情况，进而制订下一步计划或医嘱。

目前远程监测子系统主要以安卓平台为依托，结合无线通信技术和移动医疗生物传感器，构建低成本、高效率、交互式的移动医疗监护服务平台，为大众群体提供了一种集体征检查报告、在线诊疗、健康指南及个性化监护监督功能于一体的移动健康监护服务。目前，针对我国当今社会普遍关注的老年人远程监护问题，系统使用生理检测传感器对老年人的心率、体温进行检测，采用北斗导航定位系统获取位置信息，通过基于通用分组无线服务技术的通信系统进行数据传输，监护人使用安卓智能端的应用程序实时监控老年人身体情况及位置信息，当生理参数出现异常时通过短信息获得通知。经过实际应用测试表明，系统的硬件部分能够实现心率、体温检测及精确定位功能，安卓智能端能够实现远程检测，可以获取实时的心率、体温值，并且具有成本低、易操作、可拓展等特点。

智慧健康远程监测系统与传统养老系统有着完全不同的特点，可以概括为以下几点。

（1）以知识为基础的服务：智慧健康远程监测系统是以信息采集、信息整理、信息利用和信息服务为基础的养老系统。数据和信息的管理及知识的升华是信息社会的一个典型特征。基于数据、基于知识的增值服务是任何传统养老金都无法比拟的。

（2）技术的多样性：智能老年远程监测系统综合利用各种信息通信技术，包括传感技术、存储技术、计算技术、通信技术、数据分析技术和人工智能技术。这些信息通信技术的集成应用使得信息的异构化成为可能。融合与数据融合挖掘已成为养老服务系统的基础。智慧健康远程监测系统的实现是多种信息通信技术的综合体现和共同支撑，不是一种信息系统或一种技术所能代表的。

（3）业务的全面性：智慧健康远程监测系统是一个综合性的综合业务集群。传统养老包括居家养老、社区养老、机构养老，而智慧健康远程监测系统依托网络和数据，脱离了空间性并模糊了时间性，它使老年人能够在任何时间、任何地点、任何场景中拥有健康监测服务，以满足用户实时需求，甚至可以发现潜在的用户需求。以居家的健康迹象监测为例，系统利用可穿戴设备实时监控老年人个人生命体征数据，包括心率、血压、血糖、血氧等，从终端发送数据到系统后台，通过有针对性的医疗建议和分析反馈进行合理管控。此业务流程涉及多种学科，如医学、通信、计算机科学等，以及多种行业，如设备制造、数据通信、医疗保健、数据存储、情报分析等。

（4）行业的融合性：智慧健康远程监测系统带动行业之间的融合与产业的集群式发展。其所涉及的行业涵盖很多传统服务行业和以信息技术为代表的新兴产业，如智能建筑、智能家居、智慧医疗等。通过信息融合和数据挖掘，这些看似不同的行业和领域得以交叉产生新的业务和共享用户。

智慧健康远程监测系统在理念、技术和规范3个方面具有深刻内涵。从理念上看，智慧健康远程监测系统是适应当前社会发展的一种新的养老子系统。从技术上看，通过互联网、物联网、大数据等技术手段，对老年人的健康进行持续的监测，以提高服务的水平，不断创新养老服务供给方式。从规范上看，为使智慧健康监测子系统有序发展，各地应加快制定和完善与机构养老、社区养老、居家养老等相关的互联网和大数据服务标准，开始建设互联网和大数据养老服务标准体系，尤其是数据标准和业务接口，应不断提升智慧健康监测子系统的规范化和标准化水平；探索建立标准化信息共享及服务机制，搭建标准化信息公共服务及工作平台，为各级有关部门、标准化技术委员会、企业及利益相关方提供信息互通及资源共享的渠道，提升标准化工作的信息化水平。

目前，由于智慧健康监测子系统的概念模型和业务系统还处于摸索阶段，其相应标准和规范还需要进一步完善。其中一些标准规范是国家和政府发布的法规、政策和文件，这些规范、方针和指南都来自于行业内的规范。值得注意的是，规范化和标准化来自业务，并且处于迭代改进的过程中。引导企业和服务更好地完成技术、金融、项目等资源整合，促进产业链升级。

智慧健康家庭远程监护系统的主要服务项目如下所示。①健康检测数据及系统分析查询：通过随身监护设备及家庭监护设备检测的所有当次数据及历史数据均可查询，并可查看经过云计算中心分析后的分析结果和健康建议；②专家建议：可查看医疗专家对于月度健康数据趋势的分析评估结果和健康改善建议；③膳食处方：可查看云计算中心根据个人健康检测数据进行匹配的健康膳食处方；④导医助医：无缝对接健康服务网，用户可直接在线预约导医助医服务，包括预约挂号、预约专家、陪同就医等服务项目，如图18-3所示；⑤在高清视讯系统基础上，结合医疗行业特点和行业需求，可定制开发，为远程医疗提供一个综合解决方案，实现远程会诊、远程接诊辅导、远程手术指导，以及远程手术观摩和示教、远程探视和重症监护病房或新生儿等监护；⑥全过程的数据录制和回放，支持作为持续教育课件材料，支持远程教学；⑦移动查房、移动会诊车等应用服务。

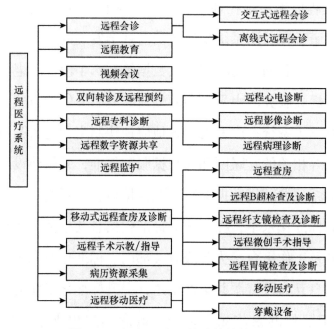

图 18-3 远程医疗系统功能结构图

　　智慧健康家庭远程监护系统的优势主要有以下几点：①基于智慧健康云平台，可以提供无时不在、无处不在的服务；②提供个人健康数据永久保存服务；③提供家庭多人健康远程智能监护服务；④提供专家级远程健康监护服务；⑤无缝对接相关健康服务网，提供全方位健康管理服务；⑥对健康数据采用云加密、云安全防火墙等安全技术保护，确保用户个人信息安全；⑦提供系统预留居民电子健康档案数据接口，可实现与社区卫生服务中心及医院电子病历系统数据对接共享，检测数据可供医生调阅，便于医生更加快捷、准确、全面地掌握用户健康状况，节省就诊时间和就医费用。

# 第三节　远程多学科诊断

依托医联体/区域内中心医院及多学科专家诊断资源，建立多学科远程会诊应用，面向疑难危重症疾病，实现协作医院间的多学科诊断与协同，也可实现邀请方向受邀方申请多学科远程诊断，受邀方接受申请，开展远程会诊并出具诊断意见及报告的业务过程，最终使得疑难危重症疾病患者得到更加合理、规范的诊疗服务。

## 一、远程病理诊断

依托医联体/区域内中心医院及病理诊断专家资源，建立远程数字病理会诊应用，针对疑难病理患者实现远程数字病理会诊业务，可实现邀请方向受邀方申请远程病理诊断，受邀方接受申请，开展远程病理诊断并出具诊断意见及报告的业务过程，充分发挥区域内病理专家的资源优势，实现区域内优质病理诊断资源共享。

## 二、远程影像诊断

依托医联体/区域内中心医院，建立区域影像会诊中心，构建远程影像会诊应用，实现基层医疗机构和上级医院之间影像过程和结果信息的合理存储和有效共享，实现对下级特别是基层医院影像检查的集中诊断和集中审核，实现区域内影像设备和人才资源的共享和复用，从而提高区域范围的影像诊断质量和服务水平。

## 三、远程心电诊断

以医联体/区域内中心医院为远程心电会诊中心，搭建区域心脏电生理远程会诊平台，面向医联体内协作医疗机构提供静/动态心电图分析诊断服务，可实现邀请方向受邀方申请远程心电诊断，受邀方接受申请，开展远程心电诊断并出具诊断意见及报告的业务过程，使得心电数据在区域内各医疗机构间共享。

## 四、远程实时超声诊断

构建医联体/区域医疗诊断级别的远程实时超声会诊应用，实时传输超声动态图像，并同步现场超声操作的手法和切面，辅以音视频交流，满足超声在线质控、远程诊断、远距离培训、医技分离和分级诊疗等多个临床业务需求。

## 五、远程医学教育：在线读片会

构建医联体/区域远程医学教育在线读片会应用，支持远程专题讲座、远程学术研讨等基于课件的交互式远程培训，同时支持远程病案讨论等基于临床实际案例的实时交互式远程培训，并结合远程会诊的实际案例，在潜移默化中实现有针对性的施教，使医护人员不用离开工作岗位就能接受优质的培训，及时解决临床中出现的新问题和新情况，达到释疑解惑的目的，提高了基层医护人员获得优质继续教育的可及性，从而低成本、大规模、高效能地提升基层医务人员的服务能力和水平。

## 六、实时音视频交互

实现多点音视频在线交互，不少于100点同时在线交互业务，视频清晰度不小于1080P，支持医学专家与申请医院医生、患者的远程互动交流与会诊。支持会诊申请医院与国家卫生健康委员会、国家中医药管理局直属（管）医院及不同省级三级甲等医院间开展远程会诊服务；支持跨专科、跨机构、跨区域的多专家同时对同一基层患者进行实时联合会诊。在向不同医院申请会诊时，系统快速无缝切换，增强了系统响应效率和扩展能力。

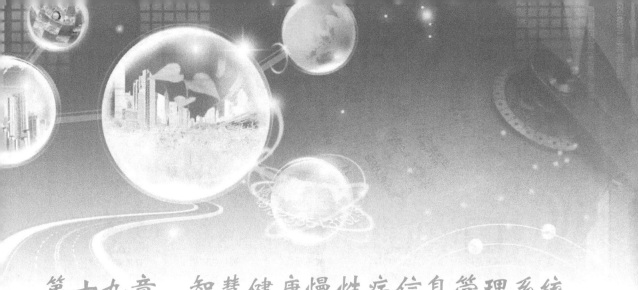

# 第十九章　智慧健康慢性病信息管理系统

## 第一节　智慧健康慢性病信息管理系统介绍

智慧健康慢性病信息管理系统是指利用移动互联网技术提供慢性病管理服务的整套体系，可分为幼稚期、成长期、成熟期和衰退期四个阶段，其在提供慢性病管理服务中任何一个环节采用"云、物、大"等各种现代化技术和手段实现快速、有效、高效地完成对慢性病患者的医疗健康干预。

通过慢性病管理平台建立电子健康档案，实现远程监测—智能评价—个性干预—再监测—再评价—再干预，这是一个动态、长期、闭环的医养结合工作流程。同时，建立科学管理老年人健康的基础数据库，包括老年人基本信息、养老服务信息等，实现社区、医院养老服务24小时在线交互，通过电话、网络、生命体征监控系统等多种现代化技术实现老年人与社区、医院的互联互通。

随着我国人口基数的不断增长及老龄化社会的到来，慢性病管理不仅成为国家有关部门应该重视的社会问题，也将是医疗机构关注的焦点。目前，我们所能依赖的医疗卫生体系仍然忙于应付急性病的诊治，对慢性病诊疗的重视程度低，同时也没有将它全面纳入医保体系中。医疗机构需要在医疗技术、管理体系、商业模式等一系列方面进行创新，才能够应对慢性病管理带来的挑战，如图19-1所示。

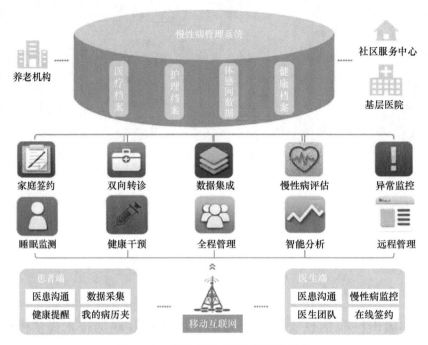

图 19-1　慢性病信息管理系统架构

# 第二节　我国慢性病现状

近年来，我国慢性病发病率在逐年升高，慢性病已经开始成为我国居民的死亡主因。《中国居民营养与慢性病状况报告（2015年）》显示：2012年全国居民慢性病死亡率为533/10万，占总死亡人数的86.6%；心脑血管病、癌症和慢性呼吸系统疾病为主要死因，占总死亡人数的79.4%，其中心脑血管病死亡率为271.8/10万，癌症死亡率为144.3/10万（前五位分别是肺癌、肝癌、胃癌、食道癌、结直肠癌），慢性呼吸系统疾病死亡率为68/10万。医疗机构在不断提升医疗技术来解决慢性病带来的伤害的同时，也应该利用移动医疗的便捷性改变人们传统的慢性病防控观念和管理手段，将观念尽快从过去的"疾病治疗为主"转变为"健康预防为主"。

现阶段，患者通常需要依靠自己测量、记录、判断病情发展，因此常常忘记测量，或出现测量不规范的情况。由于非专业化的病情判断又进一步导致治疗措施的不及时，可能会延误最佳治疗时机。该管理服务系统可以帮助患者随时随地连接医护资源；例行保健测量，记录、分析并交给系统；保健医生及时指导，使患者得到生活方面的指导和建议；整合院内急救和门诊流程，满足患者的全部医护需求；降低患者综合医疗费用，改善生活质量。同时，该系统对医院也有很多益处，如拓展保健业务收入，巩固体检业务；为门诊、急救等业务锁定长期客户；整合老年人客户群的相关服务业务，增加收入来源。

慢性病管理面临的主要问题有以下几点。

（1）慢性病患者的依从度较低，慢性病管理意识仍待提高。

（2）目前互联网慢性病管理主要为提供数据监测服务，暂时未能给患者提供成熟的帮助患者缓解病情的慢性病管理方案。

（3）现阶段，商保尚未介入、社保能力不足、患者付费意愿不高，故慢性病管理主要支付方依然不明确。

在医疗资源供需不平衡的情况下，慢性病的管理工作不可能单单依靠大医院的支持，更需要广大基层医疗机构的参与。当前，基层医疗机构医护人员还没有充分发挥自身的时间和空间优势，医患双方没有变成协同合作的平等伙伴。这主要表现在由于基层医疗机构缺乏专业医疗信息系统，不能为慢性病患者提供准确、有效、方便的医疗服务，导致很多慢性病患者只能舍近求远地跑去大医院寻求帮助。

不可否认，近年来移动医疗确实很火热，各种移动医疗APP（图19-2）、各类型服务APP充斥着整个医疗行业，如果只把移动医疗当成一个投资风口，而不让其落地到基层医疗机构，不寻找一个突破口，那么别说改变医疗行业，移动医疗能否存活都成问题。慢性病管理将是移动医疗的黄金转折点，这是由慢性病特点决定的。慢性病的最大特点是患病时间长，患者往往需要持续照护、长期服药、高频复检，且患者的主动参与程度、自我管理能力及依从性将会极大地影响疾病发展。基层医疗机构要利用移动医疗系统，发挥自身医疗资源，增加与慢性病管理需求的黏性，解决供给不足的问题，这样才能打通让患者就医买单的盈利渠道。

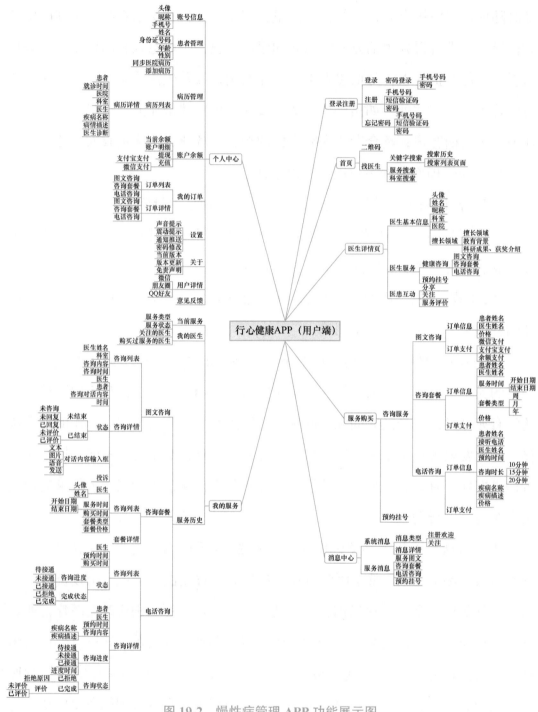

图 19-2  慢性病管理 APP 功能展示图

# 第三节　慢性病管理解决方案

## 一、网络宣传助力慢性病管理

充分利用医院宣传系统，开通微博、微信公众号等进行公关宣传。基层医疗机构可以通过移动APP向慢性病患者介绍医院概况、特色科室、专家信息，传输正确的慢性病管理健康资讯和途径，改变慢性病防控观念，帮助患者建立就医信心。慢性病管理的核心是有效的患者教育和依从性管理。基层医院可以利用医患沟通平台，向患者发送最新医嘱和提醒督促。患者教育和小学生教育很十分相似，需要及时提醒、不断奖励与督促、建立患者对医护人员的信任，并建立良好的互动反馈机制。

## 二、电子病历增进患者联系

建立居民电子健康病历，时刻与慢性病患者保持紧密联系，做到对他们的身体状况了如指掌。基层医疗机构通过电子病历系统，可轻松为患者建立一个完整的个人健康信息档案，连续记录慢性病患者的一切就医信息，包括用药情况、体检报告等。通过远程监测平台和可穿戴设备对患者身体体征数据进行采集，包括睡眠、体重、运动、心率等数据，只需将每天的病情变化记录至移动医疗设备的电子病历中，即可做到健康管理的作用。不仅如此，人们还可通过手机预约平台等设备在线预约挂号，第一时间获得专家医生的解答，为慢性病患者提供既放心又安全的医疗服务。

## 三、慢性病管理系统提供及时干预

系统设计可根据一般人群、高危人群和患者这三种人群的不同特点，从筛查、干预治疗、随访及预后每一个过程入手，为项目的可持续性进行提供信息管理保障，宏观、全面、即时追踪观察分析项目的实施和进展，及时改进项目运行中可能出现的偏差，更好地促进项目的实施和推广。

系统性能要求。①实用性：主要体现在系统的功能与业务要求相吻合，灵活性好、适用性强，使用简单，易于掌握。②可管理和可扩充性：考虑到将来本系统使用对象范围不断扩大，需要进一步完善和扩充，因此软件的设计应更加灵活，使系统网络结构易于扩充，以满足今后不断增加的用户需求和可能出现的大任务负载。③安全性、可靠性及数据完整性：社区慢性病信息涉及对慢性病的分析及决策，因此安全性、可靠性和数据完整性就成了系统的命脉。

慢性病信息管理系统网络拓扑图如图19-3所示。

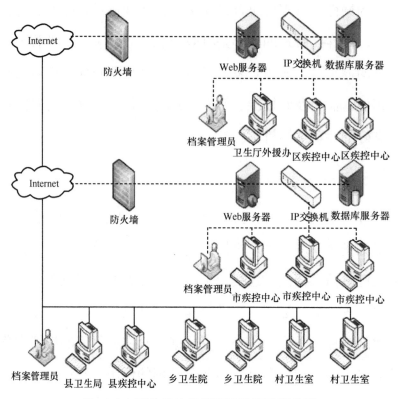

图 19-3　慢性病信息管理系统网络拓扑图

## 四、慢性病信息管理系统流程及其功能模块

系统业务流程。业务流程是指为完成某一目标或任务而进行的一系列相关活动的集合，它的设计不受组织功能部门边界的限制。通过对运行流程的梳理，如图19-4所示，可将慢性病信息管理系统业务划分为村居民健康档案管理、慢性病监测与干预服务管理、慢性病动态管理和慢性病信息服务管理四个模块。

系统功能模块基于慢性病信息管理系统，以慢性病干预项目实施为基础。该系统可实现信息的共享、透明，降低信息的冗余程度，充分发挥人机交互的特性，使项目人员及乡村卫生工作人员能随时清楚地了解自己的任务和慢性病患者的身体状态，进而提高慢性病干预方案的准确性，根据系统信息处理实现相关慢性病干预自动化、智能化，降低操作人员劳动强度。系统的功能模块设计如下所示。

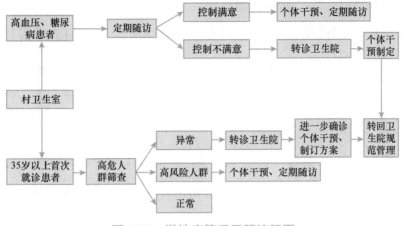

图 19-4 慢性病管理干预流程图

（1）项目村居民健康信息管理：该模块主要包括家庭档案管理和人群慢性病信息档案管理。家庭档案管理含有新增家庭和管理家庭两个功能。用户可通过新增家庭功能添加、修改新的家庭信息，可通过管理家庭功能查询、修改、删除家庭信息。

（2）人群慢性病信息档案管理：用于维护个人健康档案信息，包含"新建档案""档案管理""健康档案查询统计""健康档案因素查询"四个功能。"新建档案"用于添加个人健康档案信息；"档案管理"用于当用户输入条件时查询出需要的个人健康档案信息；"健康档案查询统计"方便用户对本社区的个人健康档案信息统筹查询及统计相关结果；"健康档案因素查询"方便用户通过筛选影响因素对本社区的个人健康档案信息进行统筹查询及统计相关结果。

（3）慢性病管理：该模块主要对患有高血压、糖尿病及其他慢性病的居民信息进行维护。管理人员可查看项目村的慢性病患者的疾病信息和随访记录信息；村卫生室人员可查看本村慢性病患者信息，建立和修改信息，添加、删除、修改随访记录信息。

1）高血压管理模块：主要是对收缩压大于140mmHg，舒张压大于90mmHg的人群进行专门的血压管理。通过对患者的体检信息和相关病史及药物治疗等方面的信息进行分析，给出相应的药物和非药物治疗干预方案，通过对患者进行随访管理来干预患者的病情。

2）糖尿病管理模块：主要是对空腹血糖大于5.7mmol/L或餐后血糖大于7mmol/L的人进行专门的血糖管理。通过对患者的体检信息和相关病史及药物治疗等方面的信息进行分析，给出相应的药物和非药物治疗方案，通过对患者进行随访管理来干预患者的病情。

3）其他慢性病：通过对患者的体检信息和相关病史及药物治疗等方面的信息进行分析，给出相应的药物和非药物治疗干预方案，通过对患者进行调查登记来干预患者的病情。在村卫生室工作人员监测慢性病的过程中，按照前期预设干预流程对项目村慢性病患者实施特定的干预方案，准确归纳慢性病患者在特定时间段内的慢性病动态信息。

（4）慢性病与健康促进服务信息管理：此功能模块可使管理人员根据一般人群、高危人群、患病人群和所有人群的分类查询项目村所有的个人健康档案信息。此外，还可通过连接乡镇卫生院LED滚动显示屏推送慢性病干预信息及与慢性病相关的健康促进知识，方便项目村慢性病患者全面了解自己的病情动态。

（5）慢性病管理效果评测功能模块：其可统计相应指标，如慢性病患病人数、慢性病管理人数、慢性病管理率、随访人数及慢性病控制率等，以报表的形式辅助指导项目管理人员综合评测基于干预的慢性病管理的效果。

## 五、慢性病管理系统的管理

（1）系统管理：是指系统管理员管理用户资料、控制系统参数、修改个人信息、添加项目村、添加用户、维护系统公共参数和个人私有信息。其中，管理用户资料是指管理员设置分配系统用户使用权限；控制系统参数主要指根据管理人员要求设定慢性病管理参数，如随访时间间隔、血压与血糖测试时间间隔等；修改个人信息是指修改用户自己相关的信息，如登录名、用户名和密码；添加项目村是指系统管理员添加新增的项目村庄；添加用户是指系统管理员创建新增项目人员或村卫生室操作人员。系统管理员主要对系统进行日常维护管理工作，包括维护、公告、数据维护及权限管理等。

系统管理的主要事件是权限管理、账号管理、公告发布等。在系统管理过程中，边界对象包括主窗口、系统信息管理按钮、系统信息管理窗口、管理项目列表和提交保存按钮；控制对象包括获得管理项目、按钮事件处理器和导入数据信息；实体对象包括用户权限规则、用户列表和公告信息资料。

（2）项目村居民健康信息查询管理：该模块主要用于区市县乡用户对项目村居民健康相关信息的浏览查询，主要事件流有①查看项目村居民信息，可查看家庭信息、个人信息和健康档案；②查看居民健康信息，可查看慢性病信息和健康档案，其中慢性病信息包含随访记录、干预记录和慢性病指标报表。

国内慢性病管理的巨大服务需求为基层医疗机构提供了广阔的发展空间。只有充分利用移动医疗系统改变慢性病患者的防控观念和就医模式，才能真正应对慢性病对基层医疗机构发出的挑战。

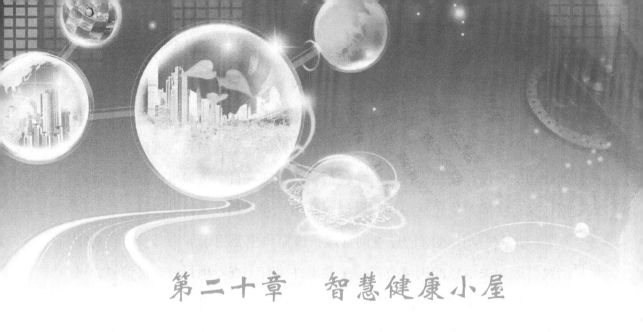

# 第二十章　智慧健康小屋

## 第一节　智慧健康小屋简介

智慧健康小屋是指通过物联网技术把一批健康检查设备整合在一个温馨、舒适的环境中，使受检者可以自主地选择检查项目，从而实现一系列生理参数的检测。其是系统自动对受检者健康状况进行监测、分类管理的一种健康检查模式。智慧健康小屋作为网络医院在院外的服务终端，主要位于社区、社区康复中心及大型团检企业，由大型医院选点建设，与网络保健中心互联互通，实时接收院内输送的诊后、出院、检后的患者和辖区慢性病居民，借助电话、APP、短信等多种手段，对患者进行跟踪管理和日常保健，并将院外需要就诊的患者及时输送回院内进行诊疗，由此形成院内、院外全程医疗健康服务。

以大型医院为基础，利用远程健康监护技术，在医院内建立专门开展远程健康监护、全科医生服务的科室，即网络保健中心，并在其辐射范围内建立多个健康服务终端，即智慧健康小屋，为广大的健康、亚健康、慢性病人群提供优质便捷的医疗健康服务，实现网络化、远程化的健康管理。与实体医院各大临床科室对接，将患者诊疗信息同步传输至网络保健中心，并直接输送患者至智慧健康小屋。

智慧健康小屋可以为政府、企业、社区等提供一体化健康服务，让居民、员工能更好地了解和关注自己的健康。用户可使用居民健康卡通过智慧健康小屋进行身高、体重、血压、血氧、肺活量、单导心电、人体成分、体温等八项指标的测量（可提供检测项目模块化定制服务），同时测量结果会自动上传到个人健康档案中保存，并借助视频会议等协作应用提供远程健康咨询、个人健康档案写入和查询等服务。如图20-1所示，该系统可为个人提供科学、系统及人性化的全方位健康管理，从生活习惯、饮食状况、职业行为等方面对会员的身体状况进行全面分析、跟踪预测、健康干预，以维护个人身体健康状况。智慧健康小屋拓扑图见图20-2。

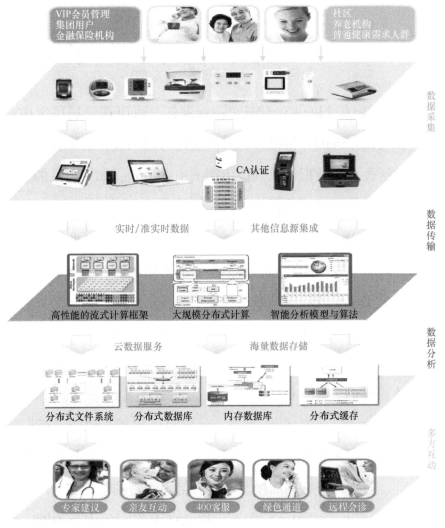

图 20-1　智慧健康小屋网络架构分布图

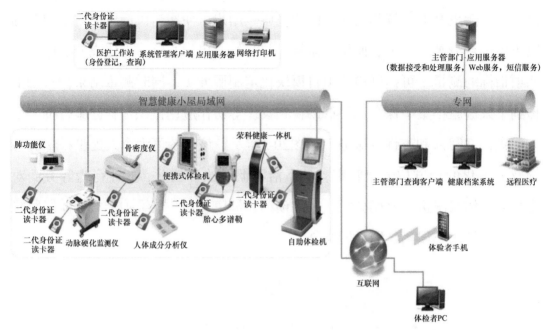

图 20-2　智慧健康小屋拓扑图

智慧健康小屋通过提供常规医学检测设备，可以帮助居民实现自我健康指标检测，并提供相应的体检报告。系统通过与检测设备的软件接口连接，会自动采集并将居民检测数据记录到健康档案中；另外，如果居民的某些健康指标超标，系统会提供健康评估报告和保健建议。

建议分阶段在部分社区、楼宇、学校等建设智慧健康小屋居民自助检测点，并实现检测点与数据中心的联网。对于前来检测的社区居民，系统可以动态地把检测结果记录到该居民的健康档案中，实现健康档案动态更新管理。对前来检测的非常住人口发放临时健康卡，系统可以记录该人的本次检测结果，当下次再来检测时，可以凭卡查询过往记录。

智慧健康小屋的建设方针如下所示。

**1. 就近健康管理，提高健康意识**　该项目可实现高血压、糖尿病、动脉硬化、骨质疏松、心血管疾病、肺功能疾病、精神压力和慢性疾病的筛查，是确定高危人群、对指标异常的居民及时进行健康干预的依据。

**2. 拓展服务范围，增加运营收入**　以社区卫生服务中心为推广平台，建立健康管理系统及配套设备，以此来提高社区卫生服务质量，完善社区疾病管理体系，为社区预防疾病防治事业提供有力的支持和保障，做到"早预防、早诊断、早治疗"，将疾病消灭在萌芽状态，并使百姓的健康管理向多样化、全面化、系统化、个性化、信息化的方向发展。

**3. 推动全民健康，建设和谐社会**　智慧健康小屋管理服务平台系统通过与各类健康检测设备进行对接，集自助的健康监测与专业的医疗健康服务为一体，能够为大量的慢性病人群、亚健康人群、老龄人群、术前/术后随访人群等提供近距离、易获取、高质量的医疗健康服务，从根本上解决看病难、看病贵的问题，从而实现政府、机构、群众多赢的局面。

# 第二节　智慧健康小屋系统构成及功能描述

智慧健康小屋一体化集中整合医疗设备，引入计算机数据自动采集技术、计算机专家系统技术和计算机数据管理技术，对人体的血压、血糖、身高、体重等进行测试，获得包括基础代谢、BMI值、危险因素等的人体检测信号，并自动做出各种反应的评价报告和指导方案。健康小屋一体化的身高体重仪、血压仪、血糖仪、肺功能仪、动脉硬化检测仪、骨密度检测仪、心电仪、身体成分仪、腰围仪、健康触控一体机等分别与电脑的用户信息采集及用户自助系统相连，可将人体检测数据输入到数据库，通过与之相连的数据自动采集系统、健康专家测评系统进行综合分析及处理，由智慧健康小屋服务管理系统针对用户数据进行相应的实地服务。

检测设备主要有心电图仪、自助血糖仪、全自动心脑血管功能诊断仪、肺功能检测仪、医用身高体重仪、自动血压机、骨密度检测仪、脂肪检测仪8种仪器设备，通过对自助体检设备进行设备接口开发，系统可以采集并记录检测结果。如果身高、体重、血压、血糖超标，就会在检测点的医生工作软件平台进行异常提醒。所有的数据都与居民EHR管理系统互通，每天晚上数据会定时更新。

（1）健康干预方案：智慧健康小屋管理及服务人员或是医生根据居民情

况制订干预方案，包括饮食干预、运动干预、心理干预、戒烟限酒、注意事项、随访计划等。随访计划包括起始时间，在这段时间内，执行医生将定期进行随访。所有未执行的随访计划将列到待执行计划中，到时间将会以短信的方式提示执行医生。执行随访时或之后需要填写随访报告，观察用户健康状况的改变，并提出新的指导建议。

（2）健康专家测评系统：健康专家可以查看属于自己管理的用户的健康数据，并且可以对重要用户进行设置，当用户数据有异常时进行弹屏提示和短信提醒。专家对用户数据进行分析、研究，提出防病治病的指导方案和报告，专家可以针对用户的咨询进行查看，并进行回复。专家如果在诊所或是医院坐诊，可以设置自己的坐诊排班表，用户可在APP预约挂号。

（3）智慧健康小屋服务管理系统：是智慧健康小屋的管理人员及服务人员使用的。所有与平台相关的用户及信息都在本系统进行录入及初始化。

（4）风险评估与指导：对所有来到健康小屋的用户进行风险评估，主要以问卷的形式收集用户的生活习惯，如饮酒、食盐、运动、既往病史、家族病史等。填写完的问卷由专业的医生进行测评，根据用户实际情况进行相关的指导。

（5）药品管理：包括药品字典、农合和医保药品对照表、代购药品、药品使用登记等。准确无误地对药品进行集中统一管理，严格的药品管理可为居民的健康保驾护航。

如图20-3所示的组成模块及子系统居民智慧健康小屋可以提供如下服务功能。

（1）实现居民自助健康检测。

（2）居民可以自主查询个人健康档案。

（3）居民可以自主更新EHR中的个人主观内容信息，如吸烟情况、饮酒状况、运动情况等。

（4）为居民提供健康评估报告。

（5）社区卫生服务团队根据居民健康检测结果提供跟踪服务。

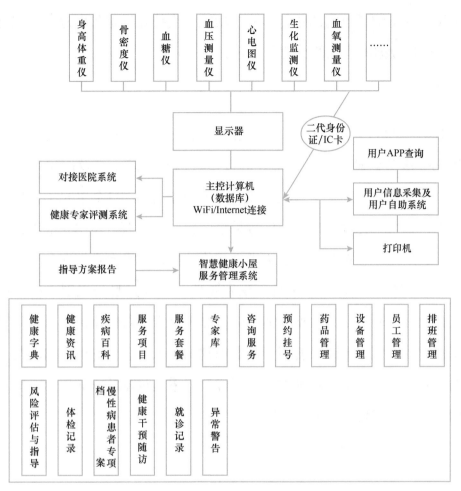

图 20-3 组成模块及子系统

# 第三节 智慧健康小屋设备组成

## 一、硬件系统

智慧健康小屋通常包含一台主控计算机，以及一个由该主控计算机控制的身高体重仪、血压仪、血糖仪、肺功能仪、动脉硬化检测仪、骨密度检测仪、心电仪、身体成分仪、腰围仪、健康触控一体机等 N 个体检测评单元，在每个体检测评单元的入口都有一个登录装置，另配有显示器、打印机。

健康小屋的设备规格特征：多通道，多深度；数字化电影回放；连续监护趋势图；血栓探测功能；可以快速检测心电、无创血压、血氧、快速体温、心率；同步十二导联心电图专利的抗漂移技术可保证心电信号基线平稳；高精度电子尺可支持测量点的调整与再分析功能；支持在线报告发送，实现远程会诊；通过CSE数据库验证的自动分析算法。

## 二、软件系统

主控计算机包含用户信息采集及用户自助系统、健康专家测评系统、智慧健康小屋服务管理系统，系统开放接口可以与医院系统及医保系统进行对接。一个检测设备就是一个单元，健康小屋包含了至少1个单元（根据财力量力而行），每个单元内设有一个信号采集装置，用于获取本单元的测评数据。一般可以通过蓝牙、WiFi、直连宽带方式将数据传到平台数据库。

登录装置实际上也是一个身份识别装置，是通过身份识别卡验证用户信息的工具，并将验证后的数据反馈到体检测评终端进行健康测评，是一种个人标记识别方式，标记上记录着用于机器识别的个人信息，它的输出端与主控计算机的输入端连接。采用哪种方式识别应根据采购设备厂家而定，一般可以采用录用户名、刷身份证、刷IC卡的方式。

# 第四节　智慧健康小屋用户自助系统

用户自助系统将N个单元的原始信息采集数据进行归纳、整理，并存储于主控计算机数据库。用户可以通过APP查询个人数据，还可以通过APP查看医生针对自己健康情况提出的健康指导方案，也可以通过APP管理和查询自己的一些基础健康信息，并选择专家进行咨询，还可进行预约挂号。测评过程中，无论是错误、正确，还是体测结束，登录装置内设置的温馨提示或指示灯都会发出指令，前一个测评过程全部结束后，再转到其他体检测评单元——测评，如法炮制；以上程序结束后，最终在健康触控一体机上操作，矫正错误、补充缺项，确认完成后体检测评结束。主控计算机将测评原始结果中转到个人数据采集系统，经归纳整理后传送给专家测评系统进行分析、研究，提出防病治病的指导方案和报告，并存储于主控计算机数据库；老年人可在健康触控一体机获取健康体检报告；社区医疗机构可通过后台管理系统查阅、调用有关资料，或打印指导方案。具体方式见图20-4。

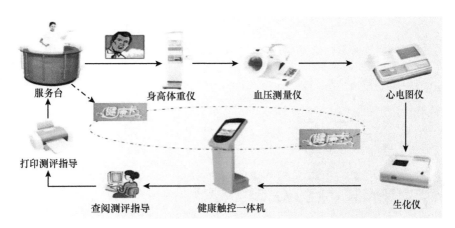

图 20-4　智慧健康小屋一体化服务流程图

# 第三篇
# 智慧健康精选案例

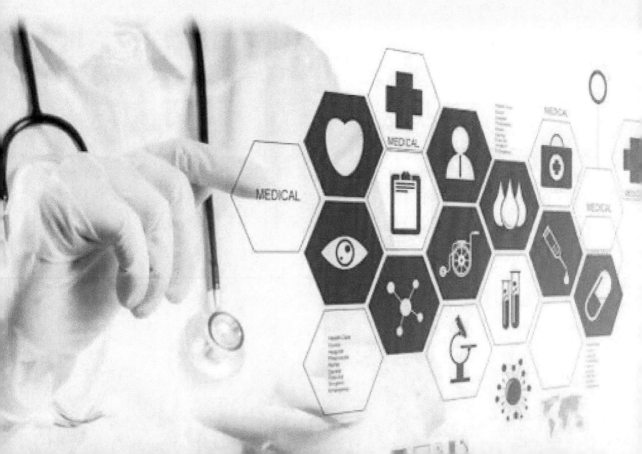

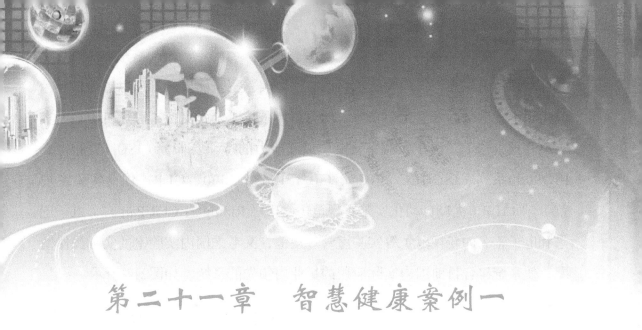

# 第二十一章　智慧健康案例一

| 案例编号 | 智慧健康精选案例——001 |
|---|---|
| 案例名称 | 开启智慧健康新时代 |
| 案例作者 | 金新政 |
| 作者单位 | 华中科技大学同济医学院 |
| 知识产权负责单位名称 | 杭州创业软件股份有限公司 |
| 行业 | 医疗行业 |
| 案例语种 | 中文 |
| 案例类型 | 描述型 |
| 中文关键词 | 智慧健康；医学影像存档与通信；医疗共享；运营模式 |
| 英文关键词 | smart health; medical imaging; medical sharing; operating model |
| 中文摘要 | 　　本案例描述了"智慧产业"从制造业向服务业再到医疗健康领域的深入过程，在"健康中国2030"的导引下，在老龄化问题的驱动下，在我国的健康医疗、养老负担形势愈加严峻的同时，以"云、物、大"为主要技术基础的健康事业也正如荼如火地发展，"智慧健康"来势汹汹。<br>　　本案例以健康产业的发展为基本点，描述了中国智慧健康领域的先驱——杭州创业软件股份有限公司，该公司经过二十多年的努力，已经构建了成熟的医卫信息化事业群、医卫互联网事业群、医卫物联网事业群，以数字医卫、智慧健康、智慧城市、医疗大数据及人工智能行业研究和应用为主要发展方向的产业事业群为我国智慧健康事业的发展贡献了自己的智慧和独特的解决方案。本案例梳理了杭州创业软件股份有限公司的创立背景、运营规划、产品服务及所面对的困难和挑战等内容。 |
| 英文摘要 | This case described the process of "smart industry" from manufacturing to service in the medical and health care field. Under the guidance of "Healthy China 2030", The basic technologies "Cloud computing, Internet of things and Big data" are preparing face up with "aging problem" in China.<br>Based on the development of the health industry, this case describes Hangzhou Pioneering Software Incorporated Company, a pioneer in the field of smart health in China. After more than 20 years of effort, the mature healthcare information business group, the healthcare internet business group, the healthcare internet of things business group, as well as the industrial business group with digital health, smart health, smart city, medical big data, artificial intelligence industry research and application as the main development direction, have been built for contributing to the development of China's smart health cause with its own wisdom and unique solutions. This case combs the background, operation planning, product services, difficulties and challenges faced by Hangzhou Pioneering Software Incorporated Company. |

## 一、创业检验信息系统

创业检验信息系统（LIS）系列产品：创业BSLIS系统建设体现了"以患

者标本管理为中心，以检验质量为核心，以实验室全面质量管理思想为指导，以实现实验室全面信息化为宗旨"的思想。系统既全面支持《医疗机构临床实验室管理办法》《医学实验室——质量和能力的特殊要求》（ISO 15189）、ISO9000系列、ISO/IEC 17025、GB/T 15481-2000、GLP（优良实验室规范）、GALP（优良自动化实验室规范）、FDA Ruling 21 CFR Part 11（电子记录和电子签名的新规范）等实验室管理规范，又考虑国内实验室的实际操作情况，使系统符合目前国内实际应用的行业内领先的系统，如图21-1所示。

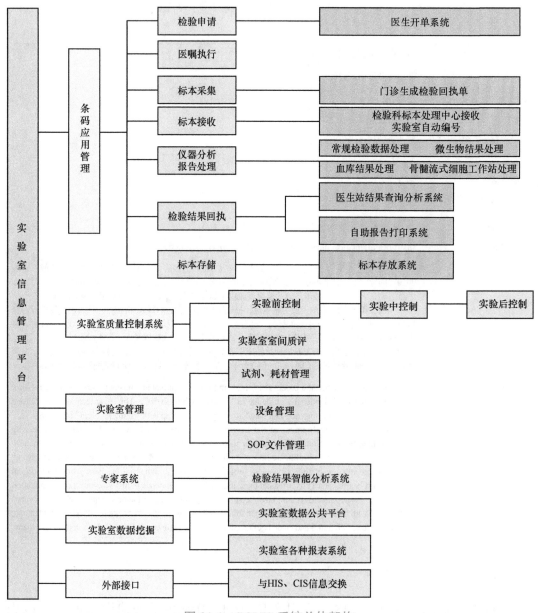

图 21-1 BSLIS 系统总体架构

BSLIS系统具有以下特点。

**1. 专业性**　BSLIS系统涵盖临床血液学检验、临床体液及排泄物检验、临床生物化学检验、临床免疫学检验、临床微生物检验、细胞生物学检验和分子生物学检验等专业的系统，不仅支持定量数据的分析，也支持各种图形、图像的处理。对于微生物的各种统计，系统可提供各种要求的详细报表，与国际流行的微生物统计分析软件WHONET接轨。

**2. 先进性**　全面支持条码、指纹识别、电子签名、双向通信及流水线，支持实现全实验室的自动化。

**3. 智能化**　系统在审核报告结果时会做到根据事先设定好的审核条件（如项目之间的结果相关性、生理和病理变化的限制等），自动提示审核人员检验结果的合理性和完整性，出现生命警戒值和异常值系统会自动报警，让操作人员及时做相应的处理。系统能够区分糖耐量、胰岛素释放及C-肽等时间趋势的试验项目，并能自动合并，不需要手工合并。

**4. 人性化**　实现实验室内的全面信息化，系统除了日常实验结果处理的信息化外，还需要包括实验室的科研管理、SOP文件管理、实验室环境数据管理、仪器设备管理、仪器维修保养管理、试剂及耗材管理、实验室及操作台的消毒管理等，以实现信息化管理，需要人工处理的记录数据会根据事先设定好的程序自动提示相关人员记录数据。

**5. 结果可溯源性**　系统能够实时记录原始记录的结果（如酶标仪测定的原始样本、阴阳性对照、空白的原始OD值及计算的CUT OFF值等），实时记录原始数据修改的痕迹和修改人。对于尿沉渣的镜检结果，系统保留多个视野的图片结果，并且系统可记录实验当时的实验室环境数据（如房间温度、湿度，试剂存放的冰箱温度等）和仪器的开机情况、保养情况等，保证测定结果的可溯源性。

**6. 区域化**　建立以区域卫生检验平台为核心的区域检验服务中心平台，实现医疗卫生机构互联互通，建立涵盖基本检验、临检管理、公共卫生、优质医疗资源整合等业务应用，以及检验质控、检验服务监管、医疗机构和医务人员绩效管理等应用功能的信息化平台，为各项医改新机制的运行和管理措施的落实提供技术支撑和基础保障。

## 二、创业电子病历系统

电子病历是由医疗机构以电子化方式创建、保存和使用的，重点针对门诊、住院患者（或保健对象）临床诊疗和指导干预信息的数据集成系统。其取代了原始的手写纸张病历，是医院病历现代化管理的必然趋势。其在临床的初步应用极大地提高了医院的工作效率和医疗质量。杭州创业软件股份有限公司依据国家卫生部颁发的《电子病历基本架构与数据标准》《电子病历基本规范》等文件精神和要求开发了这套电子病历系统，以期在医院管理人员、医护人员、患者三者之间构建桥梁，创造和谐的医疗环境，达到多方受益的目的。

**1. 产品简介**　本系统全称为"创业电子病历系统"，简称BS-EMR（B-Soft Electronic Medical Record）。通过电子病历的信息化应用，以数字化的方式记录患者就诊过程的信息。全新一代创业电子病历系统以医护工作站为基础，以电子病历为核心，通过医院集成平台对各种医疗信息进行全面集成、共享与利用，通过临床数据中心实现医疗数据的统一管理，基于临床知识库实现医疗质量控制及临床决策支持，全面支持电子病历应用水平分级评价及医院等级评审工作，如图21-2所示。

本系统可提供以医护工作站为基础，以电子病历为核心，以医院信息集成平台为纽带的临床一体化解决方案。

**2. 产品特点**

（1）"双学位"电子病历系统：实现"电子医嘱+电子病历"双学位电子病历系统，高度集成一体化医护工作站，让用户享有完美友好的操作体验。

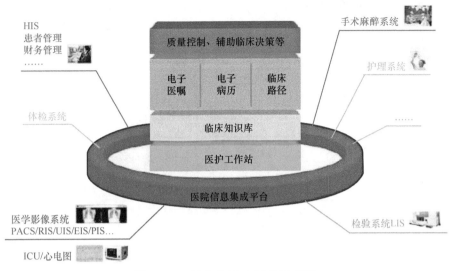

图 21-2　创业电子病历系统架构

（2）"联动的"临床路径系统：实现"临床路径与电子医嘱"操作的贯穿融合，关联互动，化繁为简，避免重复劳动。

（3）"闭环的"电子医嘱系统：基于无线移动应用，实时跟踪各类医嘱的执行状态，包括药品、检查、手术等，实现对医嘱执行情况的闭环跟踪反馈与绩效统计。

（4）"环节的"医疗质量控制：基于"PDCA"医疗质量管理理念，结合环节质控与终末质控两种方式，兼顾一线医护与质控管理双方需求，质控点分布在诊疗过程的各个环节，包括合理用药、抗菌药物、医院感染、病历书写、实时数据上报（HQMS）等系统，最终达到医院提高效率、降低成本、让患者满意的目的。

（5）"可扩展的"临床知识库：医疗是知识密集型行业，临床活动中需要大量的知识参与。考虑到医疗知识是一个不断积累与沉淀的过程，创业秉承知识"从业务中来，回业务中去"的产品理念，提供给医院相对开放的、可扩展的知识库积累平台，最终实现临床决策支持。

3. 产品构成　见图21-3。

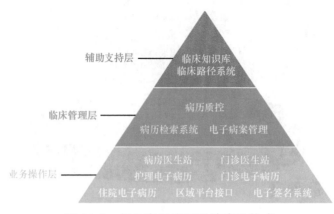

图 21-3　创业电子病历系统产品构成

## 三、创业体检管理信息系统

### (一)产品简介

创业体检管理信息系统是一套专业的体检管理软件，是医院、体检中心、疾控中心等单位开展体检业务的得力助手。它将以往人工操作的健康体检过程所得到的信息转换成全信息化的电脑管理，使体检过程更为流畅、更有条理、更加便于管理，从而实现体检业务管理的自动化、信息化和规范化。

该系统提供了体检相关工作的全套功能，借助电脑网络、条码、IC卡、与HIS的接口、与LIS的接口等技术，可以快速高效地完成全部的体检业务，输出统一美观的体检报告。网上预约将检前业务拓展到Internet终端，评估档案管理也使检后服务做得更好更完善。

本产品应用于各类体检中心，协助体检中心为受检者提供安全、优质、快捷的服务。

### (二)体检业务模型

根据体检中心的业务特征，体检管理信息系统应满足健康检查、体检管理、受检者服务、员工服务等多个方面的内容，是体检中心信息化建设中不可缺少的一部分，如图21-4所示。

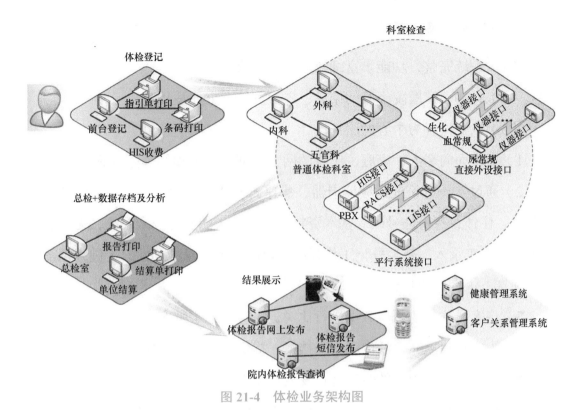

图 21-4　体检业务架构图

## （三）产品构成

产品构成见图21-5。

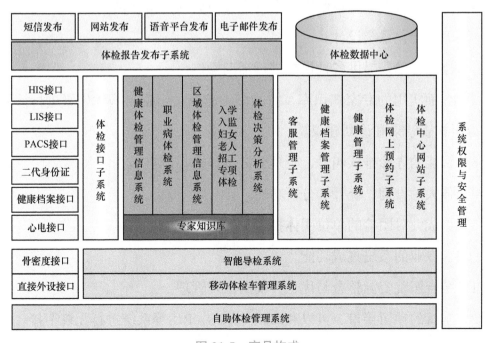

图 21-5　产品构成

（四）产品特点

（1）系统完整，功能丰富细致，全面集成。

（2）1800多家医院经验的结晶，界面友好，方便适用。

（3）以受检者为中心的服务设计。

1）提供面向个人、家庭、单位的网上查询及网上预约等体检业务服务。

2）通过二代身份证射频读卡器，快速方便读取身份证内姓名、性别、出生年月、住址、身份证号码等基本资料。设有个人的照片登入系统，无须进行个人资料手工录入，减轻登记工作强度，提高登记信息精确性，为健康档案深入管理打下了良好的基础。

3）将客户往年的历史数据进行比对，更直观地了解客户的健康情况。

4）为客户建立完整的健康管理档案，提供全方位健康服务支持。

5）支持为体检中心的会员客户发放健康卡片。

6）根据客户的健康状况，针对性地进行随访，更好地为客户服务。

7）可以开展体检登记、查询、会员卡充值、会员短信、邮件等服务。

8）预制专业美观的图文报告格式，可以生成中英文图文报告。

9）可以针对客户进行健康档案管理和检后的预防评估。

（4）智能化系统设计。

1）操作简单，提供各种模板进行辅助操作。

2）全面实用的专家知识库，智能辅助诊断，根据疾病优先级进行诊断，自动分析检查结果和诊断建议。

3）智能的导诊排队叫号，合理分配客户进行体格检查。

4）强大的查询、统计、分析功能。

5）生成针对团检的单位团体报告。

（5）专业的系统集成功能。

1）结合医院资源整合与优化，辅助医院管理。

2）丰富的预留接口，可以和LIS、PACS、RIS等系统进行无缝衔接。

3）可集成心电图、骨密度、身高体重、血压仪等体检设备接口，简化录入工作，快捷准确。

4）对客户问卷进行系统化的管理，可通过仪器直接读取、录入等。

（6）功能全面的专业专项体检软件。

1）职业病体检：有针对职业病体检的成熟体检软件，符合职业健康诊断国家标准，提供详细的职业病统计报表，专业的职业健康检查报告。

2）区域体检：有适用于区域体检机构、连锁体检机构、体检集团的区域体检管理系统。

3）学生体检：是适用于学生体检、学生健康档案管理的学生体检子系统。

4）健康证体检：适用于从业人员健康体检，发放健康证。

5）入监体检：适用于监狱罪犯体检管理，实现专业统计报表与健康检查报告。

6）干部体检：可提供区域干部体检、公务员体检整体解决方案。

7）企业退休人员体检：可提供区域企业退休人员、老年人体检解决方案。

8）农民体检：可提供区域农民、外来务工人员体检解决方案。

（7）技术创新。

1）多种体系架构的优化组合。

2）多种关系型数据库全面支持。

3）基于门户的个性化应用框架，将医院所有的信息系统融为一体，管理更统一，操作更方便。

4）单点登录，数字化医院平台统一的安全认证管理。

5）活动应用的灵活配置，对医院所有信息系统进行统一管理。

6）基于角色的权限管理，调度更快捷。

7）各级应用参数的灵活配置，需求适应度更高。

8）开放式的系统架构，扩充更容易。

## 四、创业医学影像系统产品线

创业慧康科技股份有限公司的PACS系统（创业医学影像存档与通信系统，BS-PACS）是一套可完整地提供DICOM标准，遵从、高效地实现医学影像归档存储、通信和诊断处理功能的医学影像信息管理系统，其基于DICOM/HL7标准的开放性架构和模块化的结构体系，确保了系统的通用性和可靠性。主要产品：①BS-Store PACS，服务器管理系统；②BView PACS，影像工作站；③WebView、Web PACS系统；④BS-RIS，创业放射学信息管理系统；⑤BS-UIS，创业超声信息管理系统；⑥BSICS，创业区域医学影像会诊管理平台。

### （一）服务器管理系统

作为创业慧康的PACS服务器管理系统产品，BS-Store是完成医学影像归档存储管理任务的核心角色，也是决定PACS系统管理效率、系统响应及系统开放性特征的关键构成。BS-Store以其国际通行的管理流程和结构设计为医学影像管理提供了性能、可靠性和运行维护等方面的最优化组合。BS-Store在应用范围和能力方面也具备足够的灵活性和可扩展性，可依据用户环境的实际需求构建医学影像的中央存储管理体系或分布式存储管理系统的解决方案。

（1）支持各类DICOM标准定义的医学影像及相关IOD类型的通信处理及归档存储管理，包括计算机断层摄影（CT）、磁共振（MR）、计算机射线摄影（CR）、DX、X线血管摄影（XA）、数字胃肠影像、数字乳腺影像、超声影像、核医学影像，以及SR、KO、PR等影像相关对象。

（2）支持医学影像的大容量在线存储管理和自动离线备份管理，支持在线存储影像自动维护管理和在线存储规模动态扩展能力。

（3）提供医学影像的快速调阅响应服务支持能力。

（4）提供DICOM标准定义的医学影像无损压缩和有损压缩算法处理能力，有损压缩倍率可用户预定义。

（5）提供影像序列的自动转发和路由（auto routing）能力，自动执行用户预设的逻辑，将影像序列智能化地传送至指定目的地。

（6）提供可靠的DICOM通信安全控制机制，不允许未经注册的DICOM设备和系统建立连接和进行数据通信，确保PACS影像数据存储管理过程的安全性。

（二）BView PACS影像工作站

（1）影像显示：多种帧格式/多种序列窗格式选择和实时切换；支持竖屏和多屏模式切换；支持影像覆层（overlay）信息设定和切换；支持定位线显示；支持DICOM影像信息浏览。

（2）影像操作和处理：预设窗宽/位和窗宽/位动态实时调节，影像无级缩放和局部放大，影像适形显示、放大镜、影像锐化、柔化及边缘强化，影像比较，影像动态回放，影像旋转、翻转、镜像、漫游及伪彩等。

（3）影像3D重建：影像3D重建处理功能包括正交MPR、任意角度MPR、MIP、MinIP、VR、SSD等。

（4）影像打印和刻录：支持标准排版打印和不规则排版打印，胶片规格、方向和打印数量的选择，打印机及其打印参数的预设和切换，打印排版图像的无级缩放、局部放大、漫游、信息覆层显/隐、窗宽/位动态调节等操作。如图21-6、图21-7所示，影像刻录可选择执行单序列、多序列、多患者影像的输出刻录，可执行远程数据源影像或本地硬盘目录影像刻录，产生的影像光盘包含DICOMDIR和影像浏览软件。

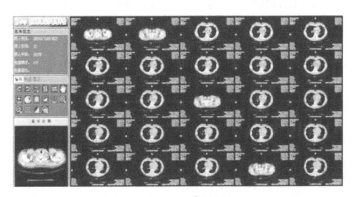

图 21-6　医学影像 1

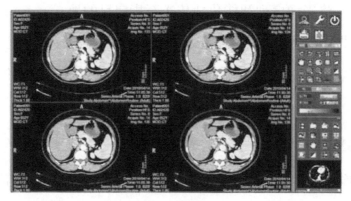

图 21-7　医学影像 2

（5）影像输入/输出：支持多数据源连接和输入（同源PACS/异源PACS/DICOMDIR），支持单帧或多帧影像导入/导出、DCM/BMP/JPG/TIF等图像格式的导入和导出，支持序列影像导出为AVI文件。支持单帧、多帧影像或硬盘存储影像经DICOM通信输出（DICOM Storage SCU），支持DICOM ping：connection test between DICOM devices。

### （三）WebView Web PACS系统

WebView是创业慧康公司的Web PACS系统产品，WebView可以应用于医院信息化环境，为临床科室和其他部门提供PACS影像的实时浏览服务，也可以用于建设一套基于Web平台的部门或全院级别的PACS系统解决方案。

此系统可提供基于Web浏览器的方式，执行专业的医学影像调阅和处理。可应用于医院范围或经Internet的广域范围，提供DICOM影像的调阅和浏览功能。

WebView可应用于构建B/S架构的PACS系统。

WebView可提供全套的DICOM影像操作和处理功能。

### （四）创业放射学信息管理系统

创业慧康科技股份有限公司的放射学信息管理系统产品（BS-RIS）是一套基于医院放射科典型工作管理流程而设计的信息管理系统，为放射科常规工作流的信息化和数字化改造提供全方位及标准化的系统解决方案。BS-RIS产品包含特殊的工作流管理机制设计，可实现与BS-PACS间的数据交互和应用操作的整合，从而建立完善的系统流程，提高数据处理的效率。BS-RIS也可以通过DICOM/HL7接口及自定义的应用接口与医院HIS系统和任何第三方医学信息系统实现无缝集成和数据交互，如图21-8所示。

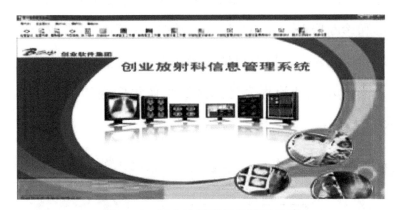

图 21-8　创业放射学信息管理系统

## （五）创业超声信息管理系统

创业慧康科技股份有限公司的超声信息管理系统产品（BS-UIS）是一套基于医院超声科典型工作管理流程而设计的信息管理系统，为超声科常规工作流的信息化和数字化改造提供全方位及标准化的系统解决方案。BS-UIS也可以通过DICOM/HL7接口及自定义的应用接口与医院HIS系统和任何第三方医学信息系统实现无缝集成和数据交互，如图21-9所示。

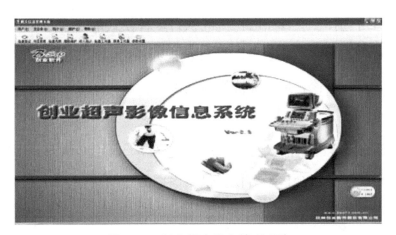

图 21-9　创业超声信息管理系统

## （六）创业区域医学影像会诊管理平台

创业区域医学影像会诊管理平台（BSICS）用于在区域医疗信息化环境中构建医学影像集中会诊管理平台，可以使区域内高级别医院的医学影像专业技术资源能够为区域内所有社区、地段或乡镇医院的患者提供同等的、方便和快捷的影像会诊和诊断服务。BSICS以Web操作方式为区域影像会诊过程提供必需的流程处理和功能操作，以及自动的影像会诊信息和影像会诊报告传递与管理机制，由此形成功能和流程完备的区域影像集中会诊处理和管理体系，如图21-10所示。

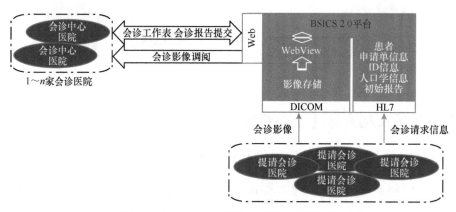

图 21-10　BSICS 系统架构及应用模式

BSICS主要功能及特点如下所示。

（1）多种会诊分诊模式：支持区域医疗环境中设立多家医院作为影像会诊中心医院，可选择在会诊中心医院间执行多种模式的分诊处理模式。

（2）多种会诊提交模式：支持提请会诊（社区/乡镇）医院在完成患者影像检查后直接提交会诊，或在完成影像初级报告后向区域影像会诊中心提交执行报告审核处理。

（3）多种会诊影像管理模式：支持在会诊平台建立所有会诊影像的集中长期归档存储管理，或会诊平台仅提供会诊影像短期缓存，即会诊影像的长期归档存储位置在各提请会诊医院。

（4）BSICS影像会诊管理平台为基于B/S架构的产品，会诊中心医院内部的PACS/RIS系统可以是非同源的任何第三方公司的产品。

（5）支持患者影像会诊报告在BSICS平台、患者就诊医院及患者健康档案管理中心等位置执行多点归档存储。

（6）提供会诊中心会诊医师注册、审核和权限管理。

（7）基于选定的不同会诊患者分诊模式，为不同的会诊中心医院提供个性化的影像会诊记录工作表。

（8）支持患者影像会诊报告编辑处理与患者会诊影像显示操作的联动和同步。

（9）支持影像会诊报告远程调阅打印或本地RIS系统直接打印方式。

## 五、创业药品监管

深入贯彻落实《中共中央国务院关于深化医药卫生体制改革的意见》（中发〔2009〕6号）和《"十二五"期间深化医药卫生体制改革规划暨实施方案》，巩固完善基本药物制度，深化抗生素等特殊药物的使用和监管，如图21-11所示。

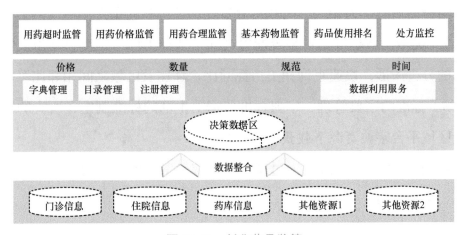

图 21-11 创业药品监管

用药监管系统根据数据中心采集的数据，从处方用药金额、处方用药时间、处方用药合理性、医师用药排名、门诊费用药品比例、住院费用药品比例、医院药库药品价格、医院药库药品采购等方面对医院的相关情况进行在线监测，利用软件设计的方法在监察系统中展现各医院的用药情况，提供监测、预警纠错、统计分析、信息服务等各种监管业务功能，如图21-12所示。

| 模块 | 业务 |
|---|---|
| 基本药物 | 门诊基本药物使用比例 |
| | 门诊基本药物排名 |
| | 门诊基本药物医生排名 |
| | 住院基本药物使用比例 |
| | 住院基本药物排名 |
| | 住院基本药物医生排名 |
| 用药超时监控 | 超时用药比例 |
| | 超时用药医生排名 |
| 用药价格监控 | 价格超过15%药品使用比例 |
| | 价格超过15%药品排名 |
| 特殊药物 | 抗生素使用 |
| | 注射液使用 |
| | 毒麻药使用 |
| | 精神药物使用 |
| | 激素药物使用 |
| | 放射药物使用 |
| 药品排名 | 药品销量排名 |
| 处方监控 | 大金额处方排名 |

图 21-12  用药监管系统

用药监管系统特点如下所示。

（1）高效的数据抽取：在海量的数据仓库中快速、有效提取各个医院医生使用药物的信息，为相关部门数据分析提供了有利的条件。

（2）灵活的数据分析：系统配置灵活，选择指标、维度自动生成需要统计展示的分析图形，快速查询相关指标同比、环比及区域之间相邻比等信息。

（3）标准的字典管理：字典标准依据卫生部的标准制定，所有的字典信息可从区域平台字典资源下载获取。

（4）科学的预警管理：通过统计各医院及医生的排名次数，提高各单位及医务人员预防违规操作的意识。

## 六、基层医疗卫生系统

**1. 产品介绍**  创业基层医疗卫生服务信息系统（BS-PHIS 2.X）精简自十多年的医疗业务经验，技术架构上采用的是B/S架构、基于配置管理，是以满足城乡居民的基本卫生服务需求为目的，满足城乡居民健康档案管理、基本医疗服务、基本公共卫生管理、基层医疗机构运营管理要求的一套管理信息系统。

本系统具有易用、高效、安全、可靠的特点，可对社区与乡镇卫生服务进行规范化、科学化管理，并且充分考虑基层医疗业务的特点、全科医生的知识结构、使用计算机的能力及基层医疗机构的运营成本问题，简化操作流程，提供各式模板和组套，方便全科医生在计算机中快速录入数据。最终促进基层医疗服务逐步均等化，提高效率，节省患者支出，缓解居民看病难、看病贵的问题，并降低产品工程实施的难度和成本。基层医疗卫生系统架构如图21-13所示，功能模块如图21-14所示。

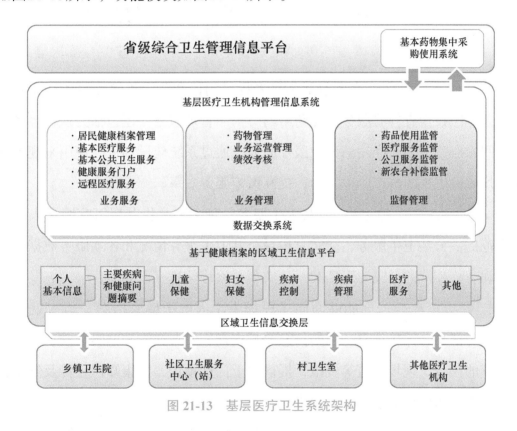

图 21-13　基层医疗卫生系统架构

**2. 健康档案管理**　以居民个人健康档案为基础，以家庭档案为单元中心。个人档案提供个人基本人口学资料、行为生活习惯、既往病史、主要健康问题、就诊、体检和健康影响因素等资料的管理，包括档案的新建、更新、查询与浏览等，实现区域内档案迁移的管理。

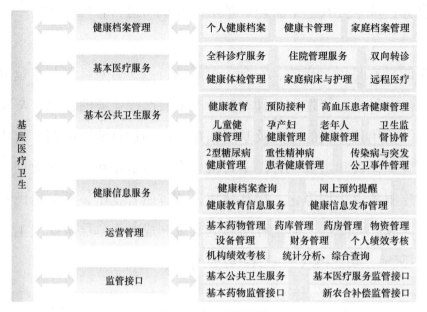

图 21-14　功能模块

**3. 基本医疗服务**　主要包括为患者提供门诊和急诊等诊疗服务、住院治疗服务、医技检查检验服务、配药给药等药品管理服务，还包括为执行患者就诊期间的医疗活动所产生的其他医疗服务。通过系统建设和推广使用来规范基层医疗服务人员的医疗服务行为，提高医疗服务效率。

**4. 基本公共卫生服务**　公共卫生服务管理主要是指基层医疗服务人员按照规范提供公共卫生服务，能实时记录公共卫生服务情况和各项服务数据，能建立动态、连续的居民健康档案，并实现与诊疗信息互通共享。

**5. 健康信息服务**　能够面向居民提供个人电子健康档案、历次就诊信息、检查信息、体检信息、用药信息等的查询，发布和管理健康活动、健康知识讲座的预告、现场报道等资讯，提供网上门诊预约、健康知识宣传及健康教育，居民和医生可通过这个平台进行互动。

**6. 运营管理**　主要包括门急诊收费管理、物资管理、设备管理、财务管理，以及统计、分析及查询和咨询等综合管理模块，可实现管理的规范化、标准化。各级卫生行政部门可通过该系统动态监控各基层医疗卫生机构的日常运行。

**7. 监管接口**　实现医改、卫生部门对基层卫生机构基本医疗和公共卫生服务等相关指标的实时监测。

**8. 系统特点**

（1）符合国家相关标准和规范。

（2）基于统一的云平台架构，具备较强的开放性和扩展性。

（3）支持任务驱动模式、智能提醒。

（4）支持结构化的电子病历。

（5）支持移动上门服务应用。

（6）基于独立的配置服务，统一管理基础数据。

（7）全面详细的统计分析与绩效考核应用。

（8）与区域平台互联互通，实现双向转诊、协同服务。

## 七、基于全面预算的社区和家庭医生云管理

围绕"深化社区卫生服务综合改革，推进家庭医生签约，推动分级诊疗制度构建"的总体要求，充分运用大数据思维，建立数据驱动型的家庭医生服务绩效评价体系，建立社区层面的服务运行、管理、监管新模式。提升家庭医生自身能力与服务能级尤为重要，切实让家庭医生成为居民健康、卫生服务与卫生资源的"守门人"。

**1. 产品功能**　见图21-15。

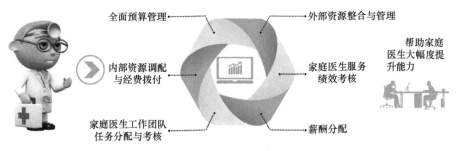

图 21-15　产品功能

（1）战略目标与实施计划：落实政府责任，合理设定今年的目标，重点关注核心关键，扎实推进签约服务（图21-16）。

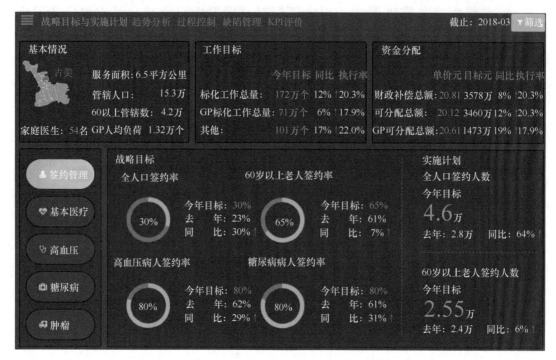

图 21-16　战略目标与实施计划

（2）实施目标：形成目标与资源联动，详细了解辖区基本情况、标化工作总量、资金可分配额、核心指标基线、核心质量指标（图21-17）。

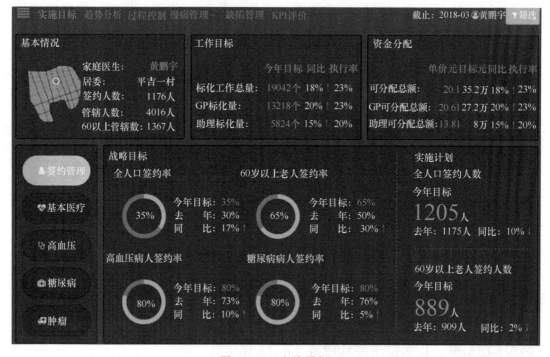

图 21-17　实施目标

（3）趋势分析：合理确定和调节家庭医生签约人群的预算工作量和预算薪酬，加强家庭医生预算管理能力（图21-18）。

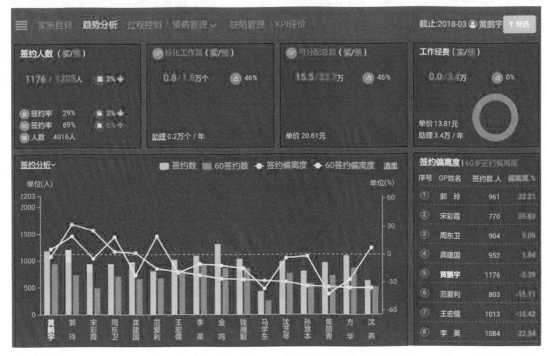

图 21-18　趋势分析

**2. 过程控制**　如图21-19所示。

（1）分解目标、责任到人，核定社区中心年标化工作总量。

（2）基本诊疗。

（3）家庭医生健康管理。

（4）基本公共卫生服务。

（5）重大公共卫生项目。

（6）慢病管理：对高血压、糖尿病、肿瘤高危监测指标的统一监管业务（图21-20）。

（7）评价考核：全面预算KPI评价（图21-21）。

过程控制透明化、阳光化，有效签约、有效服务、有效控费，家庭医生精细化管理。

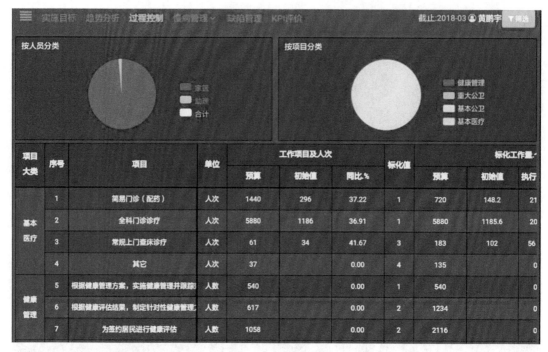

图 21-19 过程控制

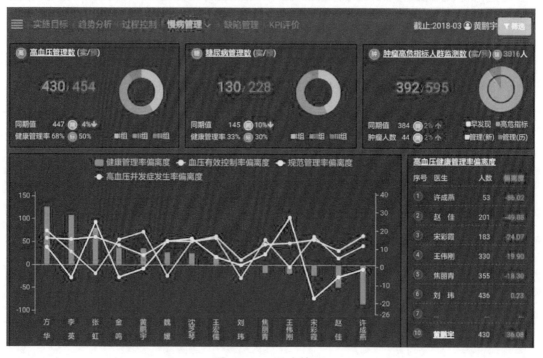

图 21-20 慢病管理

实施目标　趋势分析　过程控制　慢病管理　缺陷管理　KPI评价　截止:2018-03　黄鹏宇　筛选

| 项目大类 | 序号 | KPI评价 | | | |
|---|---|---|---|---|---|
| | | 项目 | 实际 | 得分 | 权重 |
| 签约覆盖 | 1 | 60岁以上居民"1+1+1"签约率 | 63.33% | 3 | 5 |
| | 2 | 常住居民"1+1+1"签约率 | 23.3% | 1.1 | 5 |
| | 3 | 高血压管理对象"1+1+1"签约率 | 64.92% | 4.1 | 5 |
| | 4 | 糖尿病管理对象"1+1+1"签约率 | 65.31% | 4.1 | 5 |
| 就诊流向 | 5 | 签约就诊居民2018年门诊就诊在签约医疗机构组合内比例 | 71.02% | 4.1 | 5 |
| | 6 | 签约就诊居民2018年门诊就诊在签约社区内比例 | 52.24% | 4.1 | 5 |
| | 7 | 签约居民非转诊前往签约医疗机构组合外就诊时仍然开具延伸处方范围内药品比例 | 23.32% | 4.1 | 5 |
| 频次费用 | 8 | 本社区居民就诊人均累计就诊次数 | 10.09次 | 4.1 | 5 |
| | 9 | 签约居民就诊人均累计就诊次数 | 24.26次 | 4.1 | 5 |
| | 10 | 本社区居民就诊人均累计门诊费用 | 3069.72 | 4.1 | 5 |
| | 11 | 签约居民就诊人均累计门诊费用 | 5085.21 | 4.1 | 5 |
| | 12 | 签约居民中高血压管理对象血压有效控制率 | 87.26% | 4.1 | 4 |

图 21-21　KPI 评价

**3. 创业慧康智慧卫生产品系列**　如图21-22所示。

| 标准规范体系 | 基层医疗 | 公共卫生 | 协同医疗 | 卫生管理 | 健康管理 | 信息安全体系 |
|---|---|---|---|---|---|---|
| | 临床服务 | 疾病管理 | 预约诊疗 | 医疗监管 | 健康门户 | |
| | 运营支持 | 疾病控制 | 双向转诊 | 资源监管 | 健康小屋 | |
| | 基本药物 | 妇幼保健 | 区域转检 | 卫生监管 | 远程监测 | |
| | 公卫一体化 | 卫生监督 | 远程医疗 | 用药监管 | 运营服务 | |
| | 协同一体化 | 健康促进 | 智能预警 | 运营管理 | 智能应用 | |
| | 接口管理 | 卫生应急 | 资源协同 | 绩效考核 | 养老服务 | |
| 基于健康档案的区域卫生信息平台 | | | | | | |

图 21-22　基于健康档案的区域卫生信息平台示例

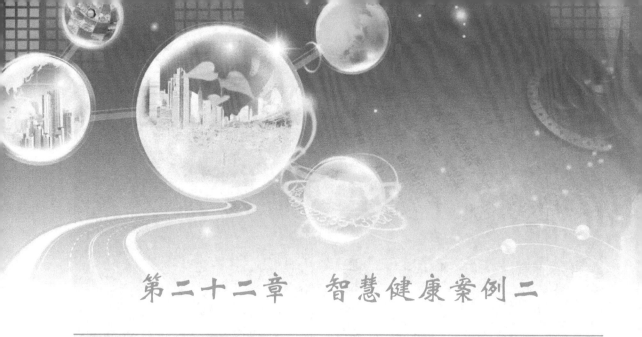

# 第二十二章　智慧健康案例二

| 案例编号 | 智慧健康精选案例——002 |
|---|---|
| 案例名称 | 智慧健康产业服务 |
| 案例作者 | 金新政 |
| 作者单位 | 华中科技大学同济医学院 |
| 知识产权负责单位名称 | 武汉康华数海科技有限公司 |
| 行业 | 服务业 |
| 案例语种 | 中文 |
| 案例类型 | 描述型 |
| 中文关键词 | 康华数海；医学文本处理、医疗影像识别、辅助诊疗推理机和疾病知识图谱 |
| 英文关键词 | medical smart services; text processing, image recognition, assisted diagnosis, disease knowledge map |
| 中文摘要 | 　　本案例主要描述了武汉康华数海科技有限公司的产品，康华数海是一家深耕在医疗健康领域的科技公司，其宗旨是"坚持自主创新，让AI改善人类健康"，其已成为医疗智能服务领域的革新者。其数海HealthCare是新一代医疗人工智能开放创新平台，在重大疾病筛查、医疗智能诊断、医疗智能诊疗领域已建立了全球领先的深度学习平台和超算中心，推出一系统先进的人工智能技术，包括医学文本处理、医疗影像识别、辅助诊疗推理机和疾病知识图谱等。<br>　　该公司致力于医学研究、医疗管理、政府公共决策、创新新药开发、帮助患者实现智能化疾病管理，建立医疗价值付费体系，开创智能绿色医疗的新生态。本文主要以智慧健康的解决方案为支点，对其运营发展模式进行简述。 |
| 英文摘要 | 　　This case mainly describes Wuhan Kanghua Shuhai Digital Technology Co., Ltd., a technology company deeply rooted in the medical and health field. It has become the innovator of smart medical services with the mission of "adhering to independent innovation and let AI improve human health". Shuhai HealthCare is a new generation of medical open innovation platform empowered by artificial intelligence. It has established a world-leading deep learning platform and super-calculation center in the field of major disease screening and smart medical diagnosis and treatment with a series of advanced artificial intelligence technology, including medical text processing, medical image recognition, auxiliary diagnosis and inference machines and disease knowledge maps.<br>　　The company is committed to medical research, medical management, government public decision-making, innovative new drug development, helping patients achieve intelligent disease management, establishing a medical value payment system, and creating a new ecosystem of intelligent green medical care. The operational development model is briefly introduced mainly on smart and healthy solutions. |

# 第一节　医改新形势下的医院发展

武汉康华数海科技有限公司是一家以人工智能技术为核心的智慧医疗行业服务提供商，致力于为全人类提供领先的智慧辅助诊断和智能诊疗服务，改善全人类健康。该公司基于自主研发的"医学大数据智能分析平台"，实现对大规模多源异构系统医疗数据的集合和融合，建立基于患者特征的诊疗周期的医学数据，可追溯、可监管，并通过数据的深度处理和分析建立真实世界疾病领域模型，助力医学研究、医疗管理、政府公共决策、新药开发，帮助患者实现智能化疾病管理，引领大健康及人工智能产业创新，实现数据智能绿色医疗的新生态。与传统的倾向于劳动密集型的医疗服务不同，新兴的医疗服务模式是知识驱动型和数据密集型的。公司致力于通过新一代用户友好、实时的大数据分析和人工智能及机器学习技术为患者带来全新的医疗服务新模式。

随着"健康中国"战略的提出，中国医改全新启航。医改的重点任务是着力抓好分级诊疗、现代医院管理、全民基本医保、药品供应保障、综合监管这五项制度建设。五项制度的建立与实施对信息化提出了新的要求，而信息化技术的发展对医改的变革也起到重大的推进作用。公司紧随国家医改方向，致力于为医院提供医联/共体整体、医院临床大数据平台、医院临床科研数据分析平台、基于分级诊疗的医疗共享协同平台的产品的整体解决方案，帮助医院梳理信息化建设水平，推动医院信息化不断升级，实现数据医院向智慧医院的快速转型。

## 一、新医改形势下医院面临的问题

（1）医院缺乏整体规划，导致信息化不能适应政策、政府监管和医院管理的前瞻性需求。

（2）集成化程度的限制致使业务系统与运营系统分割，导致管理者很难动态地掌握医院的真实运行情况。

（3）信息化程度有限导致现有的信息化系统很难为医疗服务与管理模式

的创新提供强有力的支撑。

（4）信息链条首尾不能兼顾，致使"信息孤岛"、信息源头不一致，导致信息的有效利用成为空中楼阁。

（5）现有的信息系统提供商的服务能力、创新能力不能适应医院快速发展的要求。

## 二、新医改形势下的医院信息化建设目标

（1）建立以电子病历为核心的医院信息平台，以医疗管理与质量控制的可持续改善为目标。

（2）以医院人财物管理为主线，以会计预算为主线、成本为基础、绩效薪酬为杠杆建立医院运营管理体系。

（3）以增加医院临床科研服务能力为目的，加强规划管理，重点加强薄弱区域和领域的专科能力建设，促进资源合理配置。

（4）打破医院围墙，做到服务无边界，扩大服务可及性，全面提升医疗服务的延续性和可持续性。

## 三、新医改形势下的产品解决方案建设

近年来，该公司紧紧跟随国家医疗改革的发展方向，针对性地提出基于国内医疗机构建设情况的新型医疗信息化建设解决方案。

康华数海医疗协同服务平台有"1+1+8"解决方案：以一个共享医疗集成平台+一个卫生健康大数据中心+八大业务应用系统为框架，以国家医疗健康信息互联互通标准化为基础，采用主流互联网公司使用的平台与数据库技术，整合卫生健康委员会、医保、药品耗材企业、医院、卫生院等进行卫生健康大数据交互，实现诊疗和健康数据在医联体内外互联互通及应用共享。

通过八大业务应用系统的支持，为医院提供"私人订制"的解决方案，从分级诊疗中心到预约诊疗中心，从VR远程医疗中心到多学科诊疗中心，从互联网+便民利民服务中心到养护健康服务中心，从临床药师中心到供应链中心，全面打造智慧医联体，如图22-1所示。

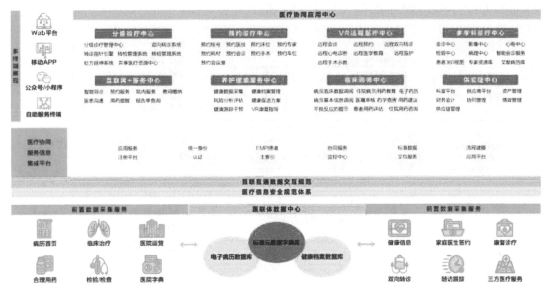

图 22-1　产品解决方案示例图

## 第二节　基于大数据平台的人财物一体化平台建设方案

医院资源规划（hospital resource planning，HRP）是指医院引入企业资源计划（enterprise resource planning，ERP）的成功管理思想和技术，融合现代化管理理念和流程，整合医院已有信息资源，创建一套支持医院整体运行管理的统一高效、互联互通、信息共享的系统化医院资源管理平台。

HRP是医院管理者善用一切资源和手段不断推进医院管理创新的工具，是医院实现"人财物""医教研""护药技"管理科学化、规范化、精细化、可持续发展和战略转型的支撑环境，是医院树立整体观、服务观、效益观、社会观及推动医院谋求发展、体制创新、技术创新、管理创新的动力。

HRP建立面向合理流程的扁平化管理模式，发挥医院资源效能，可有效提升传统HIS的管理功能，从而使医院全面实现管理的可视化，使预算管理、成本管理、绩效管理科学化，使得医护分开核算、三级分科管理、零库存管理、顺价作价、多方融资、多方支付及供应链管理等先进管理方法在医院管理中应用成为可能。HRP是医院各项综合资源计划、使用、协调、控制、评价和激励等方面的综合管理平台，如图22-2所示。

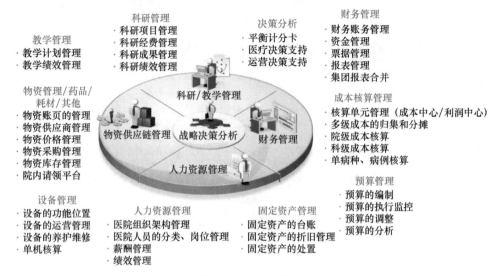

图 22-2　HRP 平台

康华数海医院HRP一体化平台是基于国际先进技术，结合国内医院实际应用需求，通过整合医院财务、人事、物资、科研、绩效、资产管理等部门的现有信息系统，打破传统的"数据孤岛"和"数据烟囱"，实现全业务数据的集中统一整合，建立基于人财物一体化管理的共享大数据平台，可实现医院的全成本核算、人力资源管理、绩效管理、资产管理、物资管理、预算管理和科研管理的流程共享化、数据集中化、业务协同化，如图22-3所示。

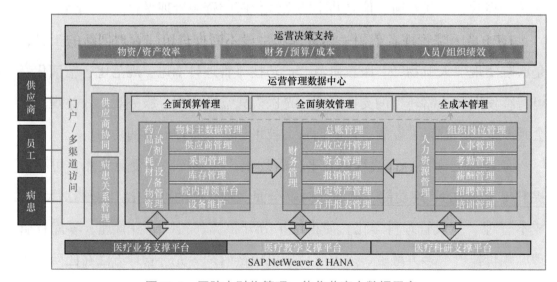

图 22-3　医院人财物管理一体化共享大数据平台

# 第三节　基于临床数据中心的医院科研分析平台

数据是医生科研的基础，现阶段，三级教学医院医生将大量的精力投入到患者诊治、自身学习及医学教学工作中，能够开展科研项目的时间少之又少，而基层医院医生开展科研的能力、接触有价值病例的机会又相对不足，因此得到的科研成果较为一般。并且，现阶段医院临床业务系统注重功能性，在临床数据收集、数据格式和数据标准化方面存在很严重的问题，数据之间无法匹配，难以整合，临床医生采集科研所需数据的过程举步维艰。如何能够更方便地为医生提供标准化的临床数据资料和更便捷的医疗数据检索渠道成为医院专科建设过程中不可跨越的一道障碍，针对医院临床科研所面临的问题，结合医疗数据特征，该公司针对性地提出基于临床数据中心的医院科研分析平台。

## 一、基于临床的数据中心

面向临床医生，结合医疗临床文本分词技术，辅助医生精准地检索到科研所需要的病历数据；科研病历检索系统改变了以往从不同业务系统检索科研病例的方法，该系统基于临床数据中心，可按照单个或多个组合条件从专科病历库中搜索符合指标的病例。检索结果包含门诊诊断、住院诊断、检查明细、检查结果、检验明细、检验结果等信息，见图22-4。

## 二、建立基于单病种的科研数据分析模型

为解决医院内部信息系统孤立、数据复杂、信息重复、院内科研数据难以提取等问题，可首先搭建医院信息平台和临床数据中心。临床数据中心的数据是基于HL7 V3 RIM/RMIM模型和电子病历格式相关标准而组织的，在不妨碍医院现有信息系统运行的前提下，利用ETL等技术将医院"信息孤岛"中的数据通过抽取、转换、加载到格式统一的数据中心，然后对数据中心中的数据

进行相应的加工就可得到符合相关实验规范的数据格式。对已建设完备院内数据中心的医院，可在临床数据中心的基础上搭建符合科研课题研究目的的主题科研平台。科研平台囊括医院、科室或病种科研的各种指标，可为科研工作人员提供简洁、规范的二维表单。此外，科研平台拥有丰富的数据接口，可与SPSS、SAS、R等软件无缝连接，然后返回规范的数据集，这样医护人员就可使用自己熟悉的统计软件进行科学研究。

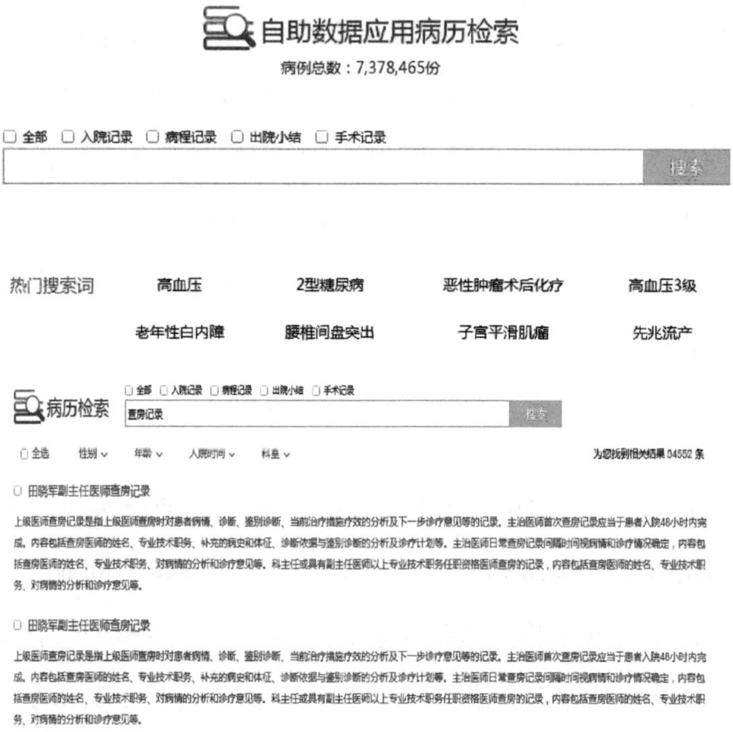

图 22-4　科研病历检索系统图

通过对专科疾病的分析构建专科统一视图，展现该专科的病例从首诊到出院整个过程中产生的所有诊疗数据。以时间轴和诊疗信息类型的展现维度全面、准确地展现病例在诊疗过程中的用药、检验、病历等多类信息，分析诊疗措施和病情变化的影响和关系，由辅助医师进行临床诊断和治疗，如图22-5与图22-6所示。

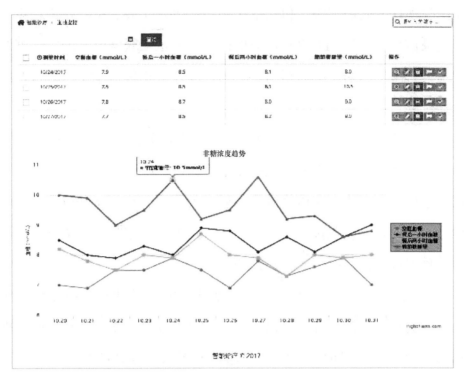

图 22-5　患者血糖浓度展示图

| 第一周 | 2017-10-28 | 2017-10-29 | 2017-10-30 | 2017-10-31 | 2017-11-01 | 2017-11-02 | 2017-11-03 |
|---|---|---|---|---|---|---|---|
| 医院名称 | 社区医院1-内分泌科 | 社区医院1-内分泌科【转出申请单】 | 同济医院-内分泌科 | 同济医院-内分泌科 | 同济医院-内分泌科 | 同济医院-内分泌科 | 同济医院-内分泌科 |
| 护理等级 | | | 一级 | 一级 | 一级 | 一级 | 一级 |
| 呼吸 体温 | | | 一级 | 一级 | 一级 | 一级 | 一级 |
| 临时医嘱 | 注射用药 | | 注射用青霉素 | | | | |
| 长期医嘱 | | | | | | | |
| 病历文书 | | | 首次查房记录 入院记录 | | | | |
| 病程记录 | | | | | | | |
| 手术记录 | | | | | 手术【已执行】 | | |
| 检查报告 | | | | 检查单【已审核】 | | | |
| 检验报告 | | | 血常规【已审核】 大便常规【已审核】 | | | | |
| 其他 | | | | | | | |
| 住院费用-押金 | | | | | | | |

图 22-6　患者病历信息

## 三、基于临床数据中心的智能诊疗知识库建设

**1. 数据采集模块**　主要是对知识学习需要的数据进行采集，包括两种，

一种是医院现存的病历资源，包括电子病历、手术步骤、检查报告结果、日常病程等记录信息，通过ETL的方式采集；另一种是互联网公开的医学资源，包括公共字典、医学术语、临床指南教科书、专家共识等医学文献，通过网络爬虫的方式获取。

**2. 知识处理模块**　对获取的源数据信息进行分词处理、词性标注及语法分析，获取关系依赖树，提取所述关系依赖树中的概念、实体、实体修饰语；并根据所述概念、实体、实体修饰语，通过关系语义规则，获取关系依赖树中各实体之间的关系；设置扩展三元组，通过扩展三元组将关系依赖树中各实体之间的关系进行储存，以完成构建知识库的任务。

**3. 临床智能辅助决策推理机建设**　推理机是临床决策支持系统三大核心组件（人机交互、逻辑推理、知识库）。人机交互是系统与用户之间数据的输入和输出部分的操作界面，系统根据输入或者从其他系统获得的条目进行判断，从知识库中抽取相应的词条和句子，然后显示出来。将临床决策系统与医生的工作流程相整合，医生可在工作流程中迅速获得决策支持，可在完全不干预的情况下自动提示，并与电子病历等临床信息系统紧密融合。逻辑推理是利用决策树的原理，对重要关键词进行判断，把结果与知识库中的关键词进行匹配，按照医疗流程临床决策支持的内容可分为辅助诊断、辅助诊疗、辅助用药等。辅助诊断的输入数据是患者的主诉和临床观测数据，以及一些检验、检查结果，根据这些结果，知识库给出建议的诊断和依据。辅助用药则根据诊断的结果给出用药参考及禁忌。辅助诊疗则根据诊断从诊疗指南知识库中自动提取治疗方案，辅助临床人员参考，如图22-7所示。

逻辑推理机由基于知识推理的计算机实现，在推进过程中严格按照形式化的逻辑规则进行。根据输入信息在知识库中进行查找、匹配等活动，并选择适用的知识展示或执行。推理机的目标是模拟医学专家进行工作，从而推理出该输入信息对应的辅助决策。推理机根据患者就诊信息（主诉、既往病史、用药史等）进行人群筛选，对患者进行评估、指标化处理，提示相应的精准检查建议，并根据检验检查的结果形成相应的治疗方案。图22-8是该公司针对急诊围手术期风险因素进行预测的结果，基于44 736个测试样本进行数据分析，通过数据清洗、补全、变量降维和拆分，筛选出基本信息、化验数据、预后等变更后，对测试数据进行整合和标准化处理，建立基于围手术期凝血功能危险的分析模型。通过实验测试对急诊围手术期凝血功能危险因素进行量化，从而验证现有知识体系中对凝血功能障碍的认识，并发现之前在临床诊疗过程中忽略的一个重要影响因素。

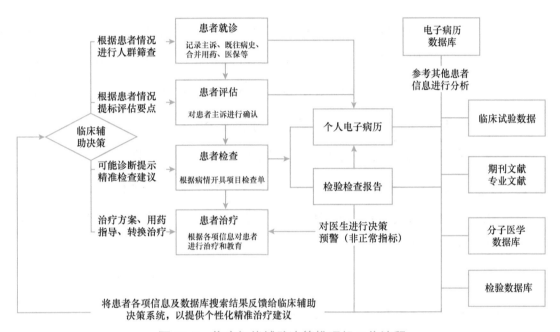

图 22-7 临床智能辅助决策推理机工作流程

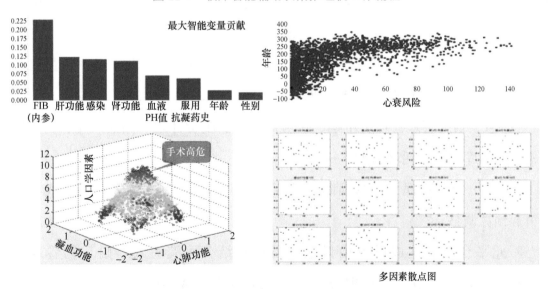

图 22-8 危险因素进行量化图

# 第四节　公司现有客户案例介绍

1. 武汉协和医院人财物（HRP）一体化平台建设　华中科技大学同济医学院附属协和医院（又称"武汉协和医院"）始建于1866年，是国家卫生健康委员会直属（管）大型综合性医院。建院一百多年以来，医院以学科齐全、技术力量雄厚、特色专科突出、多学科综合优势强大享誉海内外，是国家首批三级甲等医院、全国百佳医院，为湖北省急救中心、湖北省远程医学中心（协和医院）、湖北省毕业后医学教育研究中心挂靠单位，荣获"全国五一劳动奖状"和"全国文明单位"等国家级荣誉。2018年，武汉协和医院荣获国家卫生健康委员会年度预算、决算、国库集中支付管理全国一等奖。

武汉协和医院分步实施人事管理、物资管理、设备管理、财务管理、预算管理、成本管理、绩效管理、科研管理、OA和供应商管理模块，成功搭建"预算管理"和"绩效管理"双中心、"人流、物流、资金流"三个闭环，开放、延展地精益运营管理架构。

（1）预算控制中心：以预算编制为起点，以财务凭证为落点的预算控制闭环，提升院内预算管理水平，增强现金管理能力。

（2）绩效牵引中心：以医院战略为起点，以绩效评分为落点的绩效牵引闭环，提升院内绩效管理水平，增强院内整体实力。

（3）人事管理：外网招聘、入职申请、劳动合同、人才考评、员工考勤、绩效薪酬、培训发展、异动管理。

（4）物资管理：物资申购、供应商订单、配货计划、扫描入库、物资申领、二级库出库、耗材追溯。

（5）预算管理：预算编制、预算发布、凭证控制、预算核销、成本归集、预算调整。

此平台圆满达成以下项目建设目标：结合医院对人、财、物管理的信息化需求，完成全院的财务核算、预算管理、成本管理、物资供应链管理、人力资源管理、绩效管理、OA、审计招标、科研管理、辅助决策等涉及医院运营的综合管理平台建设，为医院内部实现企业化运营提供强大的管理支撑。

**2. 医院健康数据中心**　项目建设目标是建立医院全院级数据中心，通过建立患者主索引（EMPI），实现"以患者为中心"的临床运用，提供社会公众服务，方便患者健康咨询和信息检索；加强医院运营管理，实现精细化服务，为领导决策提供支持；探索区域协同医疗，以校医院为中心，开展以电子病历共享为基础的协同服务与基于物联网的居民健康服务。与各级行政主管机构交换数据，随着数据的积累和业务的扩充，能够在此基础上实现医疗协同机构间业务系统的互联互通、信息共享；支持开展人口健康信息的大数据应用。医院数据中心以信息整合、数据整合为原则，将医疗数据进行汇总，建立中央资源库，形成中央信息资源中心，为建设医疗管理、辅助决策、科研研究、行业知识库奠定数据基础。主要包括以下几点。

（1）数据采集标准化服务：健康数据中心的建设核心包括从原始业务库中抽取数据，加工处理形成统一的数据中心。医疗行业信息具有数据量大、内容杂、种类多、系统多及应用需求差异大等特点，对数据必须进行统一组织、统一管理、统一存放。为满足医院经营管理的要求，须进行合理的数据规划和整合，建立全院系统统一的数据视图，实现数据统一管理和有效集中，为决策支持分析系统提供信息支持。

（2）基础元数据中心：包括学校师生基础信息、校园一卡通基础信息、患者基本信息库、医疗卫生服务人员信息库、医疗卫生机构（科室）信息、术语和字典信息库。基础信息库由医疗健康元数据中心的注册服务产生，并为这些实体提供唯一的标识，如图22-9所示。

（3）临床数据中心：如图22-10所示，中心建立基于患者全诊疗流程的医疗临床病历文档库，主要包含患者所有重要的临床数据，可集成院内各科室级临床信息系统（如医嘱、病历、检验、心电、超声、病理等），实现所有临床诊疗数据的整合与集中展现，并为决策提供支持信息。

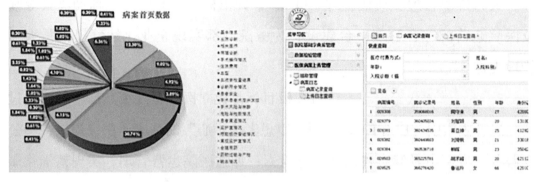

图 22-9　基础元数据中心

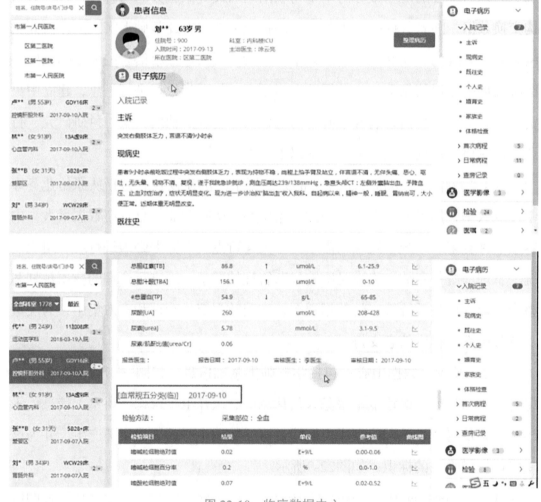

图 22-10　临床数据中心

（4）运营数据中心：如图22-11所示，运营数据中心运用信息组织技术，将医院多年来所积累的结构不合理、冗余混乱的"数据"进行重组织，实现基于高层次数据环境的系统集成；在此基础上，结合数据应用的全局性，从整合角度对各个主题进行数据建模，为实现医院信息化建设提供一个一致的、整合的、应对变化的、全局的数据环境；为医院整体运营分析提供数据技术基础，以及数据集中、查询、分析、知识发现等信息利用手段。

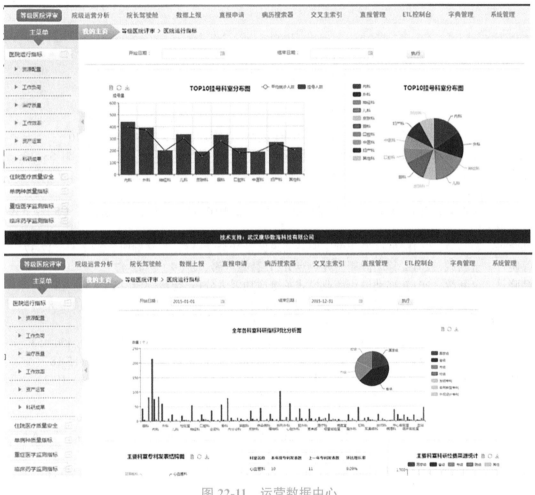

图 22-11　运营数据中心

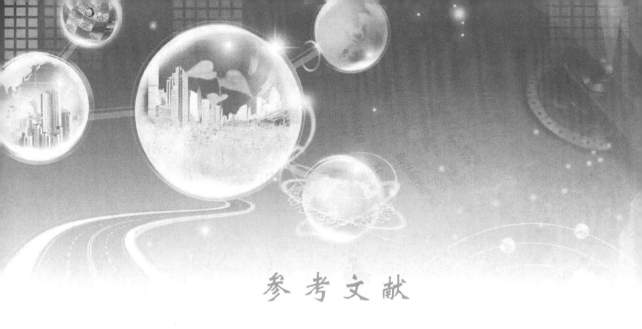

# 参 考 文 献

陈阳，金新政，2016. 移动健康生态研究. 中国卫生信息管理杂志，13（1）：37-40

陈阳，牟岚，韩晓丹，2016. 社区健康质量影响因素研究. 卫生软科学，30（1）：51-53，56

陈阳，牟岚，张博文，等，2015. 社区健康质量灰评估模型研究. 卫生软科学，29（10）：646-650

韩晓丹，金新政，2015. 移动健康管理服务平台研究. 中国卫生信息管理杂志，12（5）：459-462

韩晓丹，金新政，2016. 城区老年健康服务需求医学社会学分析. 智慧健康，2（6）：32-37

韩晓丹，金新政，2016. 移动健康研究热点分析. 智慧健康，2（9）：42-47

韩晓丹，金新政，2017. 移动健康商业模式关键成功因素分析. 智慧健康，3（6）：13-17

洪紫映，邓朝华，金新政，2016. 智慧健康系统的影响因素研究. 智慧健康，2（6）：8-11

胡哲，向菲，金新政，2016. 智慧健康与云计算. 智慧健康，2（9）：10-14

金新政，陈阳，2015. 移动健康总体解决方案. 中国卫生信息管理杂志，12（5）：450-453

李晨阳，严薇荣，金新政，2016. 智慧健康行业面临的挑战. 智慧健康，2（9）：15-18

庹兵兵，沈丽宁，金新政，2016. 智慧健康系统平台构建研究. 智慧健康，2（9）：19-23

谢金柱，胡银环，金新政，2016. 智慧健康与大数据. 智慧健康，2（9）：24-28

杨颖，刘智勇，金新政，2016. 智慧健康系统功能分析. 智慧健康，2（6）：22-26

张博文，金龙，金新政，2017. 移动健康服务用户行为意愿实证研究. 智慧健康，3（6）：6-12，17

张博文，金新政，2015. 从移动到互联——新型医疗服务模式研究. 中国卫生信息管理杂志，12（5）：666-668

张博文，金新政，2016. 城区老年人健康保健需求研究. 智慧健康，2（6）：38-42

张博文，金新政，2016. 基于移动健康技术的慢病管理研究. 智慧健康，2（9）：57-61

张博文，金新政，2016. 移动健康管理研究. 中国卫生信息管理杂志，13（1）：41-44，50

张博文，金新政，2016. 智慧健康服务模式研究. 智慧健康，2（6）：27-31

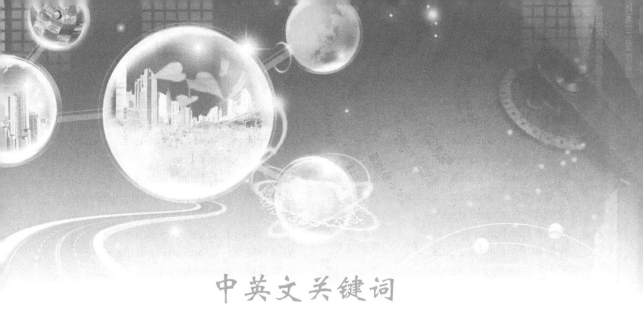

# 中英文关键词

theory

计算模型　computational model

计算生物学　computational biology

技术科学　technical science

经验方法　empirical method

决策论　decision-making

绝对依赖性　absolute dependence

控制理论　control theory

控制论　cybernetics

控制模型　control model

控制能　energy of control

控制效应　effect of control

临床检验技术　clinical checking techniques

逻辑结构模型　logical structure model

逻辑思维　logical thinking

内涵　connotation/intension

情报　information/intelligence

全球个人通信　global personal communication

人工神经网络　artificial neural network

人工信号　artificial signals

人工信息　artificial information

人工选择　artificial selection

人工智能　artificial intelligence

人工智能学　artificial intelligence

人类智能　human intelligence

熵　entropy

熵恒增　constant increase of entropy

熵减过程　the process of entropy decrease

熵增原理　the principle of entropy increase

社会进化　the evolution of society

社会思维能力　social thinking ability

社会信息　social information

神经网络　neural network

生命信息学　life informatics

生态代谢　eco-metabolism

生物进化论　biological evolutionism

生物信号　biological signals

生物信息　biological information

生物信息学　Bioinformatics

实证方法　positive method

思维理论　theory of thinking

体内稳态　homeostasis

通信理论　communication theory

通信模型　communication model

突变　mutation

微电子学　microelectronics

微积分　calculus

系统开放　systematic openness

系统论　system theory

系统生物学　systems biology

系统增熵　the increase of system entropy

香农理论　Shannon theory

协同　coordination/cooperation

协同智能学　cooperative intelligence

心理健康　mental health

新陈代谢　metabolism

新兴学科　new science

信号控制　signal control

信号智能　signal intelligence

信息　information

信息不守恒　non-conservation of information

信息产品　information product

信息长存　long-live of information

信息传播学　information communication theories

信息传输　information transmission

信息创生　information creation

信息定义　information definition

信息度量　information measurement

信息二重性　duality of information

信息复杂性　information complexity

信息概念　information concepts

信息工程　information engineering

信息管理学　science of information management

信息规律性　information regularity

信息技术　information technology

信息进化　information evolution

信息科学　information science

信息科学基本理论　basic theories of information science

信息科学通论　The General Theory of Information Science

信息理论　information theory

信息领域　information domain

信息论　informatics

信息能　information energy

信息能与时俱增　Information energy can advance with time

信息器官　information organs

信息熵　information entropy
信息熵减　information entropy decrease
信息生命科学　information life science
信息时代　Age of Information
信息数学　information mathematics
信息特性　information properties
信息物理学　information physics
信息现象　information phenomenon
信息消失　information submergence
信息学　informatics
信息学能量　information energy
信息语言学　information linguistics
形成时期　the period of formation
形式逻辑学　formal logic
形象思维　imagery thinking
循环论　cyclical theory
医学成像技术　medical imaging technique
医学信息　medical information
医学信息学　medical informatics
因果系统　causal system
涌现论　emergentism
涌现性　emergentness
有源系统　active system
语法　grammar
语法能力　grammatical competence
语篇能力　textual competence
语言符号信息系统　a system of language symbolic

information
语言能力　linguistic competence
语义　meaning
语义学　Semantics
知识过程　knowledge process
知识体系　knowledge system
知识推理　knowledge inference
智能　brainpower
智能测度论　theory of intelligence measuring
智能层次论　theory of intelligence hierarchy
智能机　intelligence machine
智能进化论　theory of intelligence evolution
智能开拓论　intelligence opening theory
智能科学　intelligence science
智能模拟　intelligence simulation
智能系统论　intelligence system theory
智能协调论　theory of intelligence coordination
智能信息论　intelligence informatics
自然选择学说　theory of natural selection
自然语言处理　Natural Language Processing,
NLP
自然智能　natural intelligence
自然智能学　theory of natural intelligence
自适应系统　self-adaptive system
自维自修复系统　self-maintaining/self repairing
system
自学习系统　self-learning system